浙派中医

浙派中医丛书·原著系列第一辑

明·戴思恭 撰
程志源 校注

推求师意

全国百佳图书出版单位
中国中医药出版社
·北京·

图书在版编目（CIP）数据

推求师意 /（明）戴思恭撰；程志源校注 . —北京：中国中医药出版社，
2021.8

（浙派中医丛书）

ISBN 978 – 7 – 5132 – 6971 – 1

Ⅰ.①推… Ⅱ.①戴… ②程… Ⅲ.①医论—中国—
明代 Ⅳ.① R2–53

中国版本图书馆 CIP 数据核字（2021）第 086050 号

中国中医药出版社出版

北京经济技术开发区科创十三街 31 号院二区 8 号楼
邮政编码 100176
传真 010–64405721
山东润声印务有限公司印刷
各地新华书店经销

开本 710×1000 1/16 印张 6.25 字数 65 千字
2021 年 8 月第 1 版 2021 年 8 月第 1 次印刷
书号 ISBN 978 – 7 – 5132 – 6971 – 1

定价 35.00 元
网址 www.cptcm.com

服 务 热 线 010–64405720
购 书 热 线 010–89535836
维 权 打 假 010–64405753

微信服务号 zgzyycbs
微商城网址 https://kdt.im/LIdUGr
官 方 微 博 http://e.weibo.com/cptcm
天猫旗舰店网址 https://zgzyycbs.tmall.com

如有印装质量问题请与本社出版部联系（010–64405510）

《浙派中医丛书》组织机构

指导委员会

主任委员　谢国建　肖鲁伟　范永升　柴可群

副主任委员　蔡利辉　胡智明　黄飞华　王晓鸣

委　　员　郑名友　陈良敏　李亚平　程　林　赵桂芝

专 家 组

组　长　盛增秀　朱建平

副组长　肖鲁伟　范永升　连建伟　王晓鸣　刘时觉

成　员（以姓氏笔画为序）

王　英　朱德明　竹剑平　江凌圳　沈钦荣

陈永灿　郑　洪

项目办公室

办公室　浙江省中医药研究院中医文献信息研究所

主　任　江凌圳

副主任　庄爱文　李晓寅

《浙派中医丛书》编委会

总　序

浙江位居我国东南沿海，地灵人杰，人文荟萃，文化底蕴十分深厚，素有"文化之邦"的美誉。就拿中医中药来说，在其发展的历史长河中，历代名家辈出，著述琳琅满目，取得了极其辉煌的成就。

由于浙江省地域不同，中医传承脉络有异，从而形成了一批各具特色的医学流派，使中医学术呈现出百花齐放、百家争鸣的繁荣景象。其中丹溪学派、温补学派、钱塘医派、永嘉医派、绍派伤寒等最负盛名，影响遍及海内外。临床各科更是异彩纷呈，涌现出诸多颇具名望的专科流派，如宁波宋氏妇科和董氏儿科、湖州凌氏针灸、武康姚氏世医、桐乡陈木扇女科、萧山竹林寺女科、绍兴三六九伤科，等等，至今仍为当地百姓的健康保驾护航，厥功甚伟。

值得一提的是，古往今来，浙江省中医药还出现了为数众多的知名品牌，如著名道地药材"浙八味"，名老药店"胡庆余堂"等，更是名驰遐迩，誉享全国。由是观之，这些宝贵的学术流派和中医药财富，很值得传承与弘扬。

有鉴于此，浙江省中医药学会为发扬光大浙江省中医药学术流派精华，凝练浙江中医药学术流派的区域特点和学术内涵，由对浙江中医药学术流派有深入研究的浙江中医药大学原校长范永升教授亲自领衔，凝心聚力，集思广益，最终打出了"浙派中医"这面能代表浙江省中医药特色、优势和成就的大旗。此举，得到了浙江省委省政府、省卫健委和省中医药管理局的热情鼓励和大力支持。《中共浙江省委省人民政府关于促进中医药传承创新发展的实施意见》中提出要"打造'浙派中医'文化品牌，实施'浙派中医'传承创新工程，深入开展中医药文化推进行动计划。加强中医药传统文献研究，编撰'浙派中医'系列丛书"。浙江省中医药学会先后在省内各地多次举办有关"浙派中医"的巡讲和培训等学术活动，气氛热烈，形势喜人。

浙江省中医药研究院中医文献信息研究所为贯彻习近平总书记关于中医药工作的重要论述精神和浙江省委省政府《关于促进中医药传承创新发展的实施意见》，结合该所的专业特长，组织省内有关单位和人员，主动申报并承担了浙江省中医药科技计划"《浙派中医》系列研究丛书编撰工程"，省中医药管理局将其列入中医药现代化专项。在课题实施过程中，项目组人员不辞辛劳，在广搜文献、深入调研的基础上，按《浙派中医丛书》编写计划，分原著系列、专题系列、品牌系列三大板块，殚心竭力地进行编撰。目前首批专著即将付梓，我感到非常欣慰。

我生在浙江，长在浙江，在浙江从事中医药事业已经五十余年，虽然年近九秩，但是继承发扬中医药的初心不改。我十分感谢为首批专著出版付出辛勤劳作的同志们。专著的陆续出版，必将为我省医学史的研究增添浓重一笔；必将会对我省乃至全国中医药学术流派的传承和创新起到促进作用。我更期望我省中医人努力奋斗，砥砺前行，将"浙派中医"的整理研究工作做得更好，把这张"金名片"擦得更亮，为建设浙江中医药强省做出更大的贡献。

葛琳仪

写于辛丑年孟春

注：葛琳仪，国医大师、浙江中医学院原院长

前　言

　　"浙派中医"是浙江省中医学术流派的概称，是浙江省中医药学术的一张熠熠生辉的"金名片"。近年来，在上级主管部门的支持下，浙江省中医界正在开展规模宏大的浙派中医的传承和弘扬工作，根据浙江省卫生健康委员会、浙江省文化和旅游厅、浙江省中医药管理局印发的《浙江省中医药文化推进行动计划》（2019—2025 年）的通知精神，特别是主要任务中打造"浙派中医"文化品牌——编撰中医药文化丛书，梳理浙江中医药发展源流与脉络，整理医学文献古籍，出版浙江中医药文化、"浙派中医"历代文献精华、名医学术精华、流派世家研究精华、"浙产名药"博览等丛书，全面展现浙江中医药学术与文化成就。根据这一任务，2019 年浙江省中医药研究院中医文献信息研究所策划了《浙派中医丛书》（原著、专题、品牌系列）编撰工程，总体计划出书 60 种，得到浙江省中医药现代化专项的支持，立项（项目编号 2020ZX002）启动。

　　《浙派中医丛书》原著系列指对"浙派中医"历代文献精华，特别是重要的代表性古籍，按照中华中医药学会 2012 年版《中医古籍整理规范》进行整理研究，包括作者和成书考证、版本调研、原文标点、注释、校勘、学术思想研究等，形成传世、通行点校本，陆续出版，尤其是对从未整理过的善本、孤本进行影印出版，以期进一步整理研究；专题系列指对"浙派中医"的学派、医派、中医专科流派等进行系统地介绍，深入挖掘其临床经验和学术思想，切实地做好文献为临床服务；品牌系列指将名医杨继洲、朱丹溪，名店胡庆余堂，名药浙八味等在浙江地域甚至国内外享有较高知名度的人、物进行整理研究编纂成书，突出文化内涵和打造文化品牌。

《浙派中医丛书》从 2020 年启动以来，得到了浙江省人民政府、浙江省卫生健康委员会、浙江省中医药管理局的大力支持，得到了浙江省内和国内对浙派中医有长期研究的文献整理研究人员的积极参与，涉及单位逾十家，作者上百位，一个共同的心愿，就是要把"浙派中医"这张"金名片"擦得更亮，进一步提高浙江中医药大省在海内外的知名度和影响力。

2020 年，我们经历了新冠肺炎疫情，版本调研多次受阻，线下会议多次受到影响，专家意见反复碰撞，尽管任务艰巨，但我们始终满怀信心，在反复沟通中摸索，在不断摸索中积累，终于在春暖花开之际，原著系列第一辑刊印出版，为今后专题系列、品牌系列书籍的陆续问世开了一个好头。

科学有险阻，苦战能过关。只要我们艰苦奋斗，协作攻关，《浙派中医丛书》的编撰工程，一定能胜利完成，殷切期望读者多提宝贵意见和建议，使我们将这项功在当代，利在千秋的大事做得更强更好。

《浙派中医丛书》编委会

2021 年 4 月

校注说明

　　戴思恭（1324—1405），字原礼，号肃斋，行显一，明代马剑（现浙江省诸暨市）人，系丹溪嫡传弟子，曾任明太医院使，《明史》载其著有《证治要诀》《证治类元》《类证用药》诸书，皆隐括丹溪之旨。又订正丹溪《金匮钩玄》三卷，附以己意。

　　据《中国中医古籍总目》记载，《推求师意》现存版本有明嘉靖十三年甲午（1534）陈桷刻本、清嘉庆十二年丁卯（1807）刻本、清道光十四年甲午（1834）刻本、清石印本、汪石山医书本和四库全书本。

　　本次校注以上海图书馆藏明嘉靖十三年（1534）陈桷刻本（刻补版印本）为底本，清嘉庆十二年（1807）刻本（简称嘉庆本）为主校本，以文渊阁四库全书本（电子版）（简称四库本）为参校本，以《黄帝内经》《伤寒论》《金匮要略》《诸病源候论》《三因极一病证方论》《太平惠民和剂局方》《颅囟经》《小儿药证直诀》《备急千金要方》《黄帝素问宣明论方》《素问玄机原病式》《素问病机气宜保命集》《儒门事亲》《证治准绳》《鲁斋遗书》以及丹溪著作相关内容为他校本。

　　本次校注按照中华中医药学会发布的《中医古籍整理规范》（2012年）要求，校注体例和原则如下：

　　1. 校勘采取"四校"（对校、本校、他校、理校）综合运用的方法，一般以对校、他校为主，辅以本校，理校则慎用之。

　　2. 底本为繁体字竖排，现改为简化字横排，异体字、古字、俗写字统一以规范字律齐，不出校记；通假字保留原字，并出注说明。

3. 凡底本无误，校本有误者，一律不出校记。

4. 底本中字形一般笔画之误，如属日－曰、己－巳、搏－搏、東－束等，过于简化的药名，如北味－北五味、生黄－生地黄等，均予径改，不出校记。

5. 底本与校本互异，但二者文义皆通，难以判定何者为是或何者为胜，如校本之文有参考价值，则酌情出校记以存异。

6. 诸本原无目录、无篇名，本此校注按现代文体结构补充目录，并将篇首病证名作为篇名，正文按文理需要重复篇首病证名，不出校记。

7. 根据原书文例，补充杂病门、小儿门或心下痞、小儿脉法等门类或病证标题，并出校记说明。

8. 根据文理和医理，对部分篇目如腹痛、心下痞、肠痈、肩痛、脚气等的编排位置做了调整，并出校说明。

9. 原书有部分篇目篇幅较长，为便于阅读，据其内容适当分段。

10. 文中所引著作大多采用简称，据考其全称分别如下：经为《黄帝内经》，《三因方》《三因》为《三因极一病证方论》，《局方》为《太平惠民和剂局方》，《宣明论》为《黄帝素问宣明论方》，《原病式》为《素问玄机原病式》。

11. 底本序前有字迹漫漶残页1页，每卷首刻有"推求师意卷之上（下）""新安祁门朴里汪机（省之）编辑""同邑石墅门生陈桷（惟宜）校刊（正）"字样，上卷末刻有"卷上终"、下卷末刻有"推求师意卷下终"字样，现一并删去。

在校注的基础上，撰写"校注后记"，对作者的生平著述、学术渊源、主要学术思想和诊治经验等，做了详尽的考证和研讨。

同时，在此对本书编校过程中给予帮助的老师表示衷心感谢。

限于我们的水平，编校中存在的错误，敬请同道指正。

校注者

2021 年 4 月

序一

　　夫师者，指引之功也。必须学者随事精察，真积力久①，而于师之引而不发者，始得见其跃如②者焉。苟或不然，师者未必能引进，学者未必能起予③。二者须先之也，夫何益之有哉？故曰：不愤不启，不悱不发，举一隅不以三隅反，则不复也④，其斯之谓欤！予于歙之名家，获睹是编。观其中之所语，皆本丹溪先生之意，门人弟子推求其意，而发其所未发者，此所谓引而不发，而得其跃如者焉！予深喜之，遂录以归，后休之。率口项君恬以疾来就予治，予邑石墅陈子桷以医而至予馆，因出以示之。二人者心意相符，一则曰：是可以益于吾疾也；一则曰：是可以补于吾医也。乃相告于予曰：吾二人共梓之，以垂不朽，何如？予曰：医乃仁术也，笔之于书，欲天下同归于仁也。今若刻布以广其传，则天下病者有所益，而天下医者有所补，其仁惠及于天下大矣！岂特二子然哉？此予之所深嘉也，又能善推予之所欲推矣，

---

　　①真积力久：真，果真；力，努力。指为学果真能持续地努力不懈。《荀子·劝学》："真积力久则入，学到乎没而后止也。"

　　②引而不发……跃如：引而不发，比喻启发引导。跃如，如"跃"之状，跃跃欲试。意指明白理解先师启迪之学术精髓。孟轲《孟子·尽心上》："君子引而不发，跃如也。"

　　③起予：指启发自己之意。《论语·八佾》："子曰：起予者，商也，始可与言《诗》已矣。"

　　④不愤不启……则不复也：语出《论语·述而》。愤：苦思冥想而仍然领会不了的样子。悱（fěi 绯）：想说又不能明确说出来的样子。意为"教导学生，不到他苦思冥想而仍然领会不了的时候不去开导他，不到他想说又不能明确说出来的时候就不去启发他。如果不能举一反三，那就不用再教他了。"

因题之曰《推求师意》。故僭序之，以志喜焉。

时嘉靖甲午七月五日新安汪机省之序

序二

玉峰子以病谂①惟宜②，惟宜医学邃轩岐，厥治多奇疗，士林推之，寻厥徼③妙，则石山居士钥④之。石山早服儒，已旁摭古方书，蒐⑤厥大成，以医名。时惟宜者，复感通其旨绪，相订以言，相成以意。石山之精神命脉君子，于是乎谓其有世之者也。岁在甲⑥午，玉峰子养病江村，适惟宜手其《推求师意》上下卷来示，且再拜请序。予展诵之，见其所论，阴阳变状，并所原病脉，以酌厥剂者，直下膜见，参《素》《难》以出玄。详其所著，知其为丹溪未竟之意，其门人戴元礼者阐之，编而次其意者石山，校而寿其意者惟宜也。喟曰：甚矣！医理之艰也，匪医之艰，维意之艰。夫医传言也，言所弗传忘⑦言也，以神遇弗以言遇则窍⑧，以神批窍，以意导理，生于及慧，生于弗及，刃有余用，目无全解矣！否则糟粕也矣，胶焉而弗化也。奚其医丹溪，授千古医学之心法，弗能巧人也。元礼乃能冥会其意，而推阐其所未尽；石山会丹溪、元礼心法之精思，欲世其仁也；惟宜乃能宏拓其意，而

---

① 谂（shěn 审）：告诉。

② 惟宜：陈楠（1091—1154），字惟宜，明代徽州祁门人，系汪石山门人，《推求师意》校刊者。

③ 徼（yāo 邀）：求取。与"寻"同义。

④ 钥：入也。《淮南子·原道训》曰："排阊阖，钥天门。"

⑤ 蒐（sōu 叟）：通"搜"。求索，寻找。《文选·陆机·辩亡论上》："于是讲八代之礼，蒐三王之乐。"李善注："蒐与搜，古字通。"

⑥ 甲：原脱，据落款补。

⑦ 忘：宜作"妄"，存疑。

⑧ 窍：意为贯通。

成就其所欲为。世恒道医古今弗相及，今石山、惟宜邃厥医以传，谓为丹溪、元礼非欤！故曰：广丹溪之志者元礼也，广元礼之志者维石山作之、维惟宜述之也。方今阴阳有诊，疢疠繁生，世可蔑斯人也与哉！或曰：所学于丹溪者众，专其论著为元礼也者何？姬曰：丹溪之门称高第者，元礼也。理邃以玄，论微而著。微元礼，吾弗知其有也，是故以是归之也。

嘉靖甲午季秋之望玉峰王讽撰

目 录

卷 上

卷　下

|卷 上|

杂病门①

疟

本草②于知母、草果、乌梅、穿山甲皆言治疟。然知母性寒，入治足阳明独盛之火，使其退就太阳也；草果性温燥，治足太阳独盛之寒，使其退就阳明也。二味合和，则无阴阳交作之变，故为君药。常山主寒热疟吐、胸中痰结，故用为臣。甘草和诸药，乌梅去痰，槟榔除痰癖、破滞气，故用为佐。穿山甲以其穴山而居，遇水而入，则是出阴入阳，穿其经络于荣分，以破暑结之邪，故用为使。若脾胃郁伏痰涎，用之必效，苟或无痰，只是暑结荣分，独应足太阴血分热者，当发唇疮，此方无效。

《内经》诸病，惟疟最详。语邪则风、寒、暑、湿四气，皆得留着而病疟；语邪入客处所，则有肠胃之别、荣卫之舍、脊骨

---

① 杂病门：此门类标题原缺，据文例补。

② 本草：据陈汉雄推论："该方剂就在今本《金匮钩玄·疟》条……《本草摘抄》之所以下落不明，是因为其名已被《金匮钩玄》所夺"［陈汉雄.《戴原礼医论》文献引证的探讨［J］.中华医史杂志，2003，33（1）：58.］。因此，该处所言"本草"当指《本草摘抄》，也就是后来的《平治荟萃》，现今之《金匮钩玄》。

之间、五脏膜原与人客于脏者，浅深不一；语其病状，则分寒热先后；语寒热多寡，则因反时而病，以应令气生长收藏之。此皆外邪所致也。湿在脏者，只以风寒中于肾；瘅疟者，只以肺素有热。然冬令之寒得中于肾，其四脏令气之邪又宁无入客于所属脏乎？既肺本气之热为疟，则四脏之气郁而为热者，又宁不似肺之为疟耶？举例可知余也。陈无择谓内伤七情、饥饱、房劳，皆得郁而蕴积痰涎，其病气与卫气并则病疟。盖内外所伤之邪，皆因客在荣气之舍，故疟有止发之定期。荣气有舍，犹行人之有传舍也。荣卫之气日行一周，历五脏六腑十二经络，界分必有其舍，舍与邪合，合则阴盛，阴盛则阳虚，于是阴阳相并而病作。其作也，不惟脉外之卫虚并入于阴，《灵枢》所谓足阳明与卫俱行者亦虚。阳明之气虚，则天真因水谷而充大者亦暂衰。所以疟作之际禁勿治刺，恐伤胃气与其真也。必待阴阳并极而退，荣卫天真胃气继而复集，邪留所客之地，然后治之；或当其病未作之先，迎而夺之。先生谓：疟邪得于四气之初，胃气弱者即病，胃气强者伏而不动。至于再感，胃气重伤，其病乃作，此为外邪，必用汗解。虚者先以参、术实胃，加药取汗。惟足属[①]阴，最难得汗，汗出至足乃佳。取汗非特麻黄，但开郁通经，其邪热则散为汗矣。又云：疟发于子后午前者，阳分受病，易愈；午后亥前者，阴分，难愈。必分阴阳气血药以佐之，观形察色以别之。尝从是法以治形壮色泽者，病在气分，则通经开郁以取汗；色稍夭者，则补虚取汗；挟痰者，先实其胃一二日方服劫药；形弱色枯则不取汗，亦不可劫，补养以通经调之；形壮而色紫黑，病在血

---

① 属：嘉庆本作"厥"，存疑。

分，则开其涩滞；色枯者，补血调气。此其常也。至若取汗而不得汗，理血而血不开，非更求药切中病情，直造邪所着处，安能愈乎？

一老人，疟、嗽半载，两尺脉数有力，色稍枯，盖服四兽饮等剂，中焦湿热下流，伏结于肾，以致肾火上连于肺，故疟、嗽俱作。参、术、芩^①、连、升麻、柴胡调中一二日，与黄柏丸两日，夜梦交通。此肾热欲解，故从前阴精窍而走散，无忧也。次日疟、嗽顿止。

一富家子，年壮病疟，自卯足寒，至酉分方热，至寅初乃休，一日一夜只苏一时。因思必为入房感寒所致，问，云九月暴寒，夜半有盗，急起不着中衣，当时足即冷，十日后疟作。盖足阳明与冲脉合宗筋会于气街，入房太甚则足阳明与冲脉之气皆夺于所用，其寒乘虚而入，舍于二经。二经过胫，会足跗上，于是二经之阳气益损，不能渗荣其经络，故病作，卒不得休。因用参、术大补，附子行经，加散寒以取汗。数日不得汗，病如前。因思足跗道远，药力难及，再以苍术、川芎、桃枝煎汤，盛以高桶，扶坐，浸足至膝。食顷，以前所服药饮之，汗出通身，病愈。先生遇奇症，则设规矩，旁求曲会，施行以权。

消渴

消渴，太阴司天，寒水之胜，心火受郁。内热已甚，则当治内热为急；内热未甚，即当散寒解郁为急。如《宣明论》立方著于诸症条下者，俱治漏风而渴，用牡蛎、防风、白术先治漏风为

---

① 芩：嘉庆本作"苓"，存疑。

急。若心移寒于肺为肺消，则以心火乘肺伤其气血为急，所移之寒非正当其邪也，故用参、芪、熟芐^①、北五味、桑皮、麦门冬、枸杞，先救血气之衰，故不用寒药泄内热也。若心移热于肺，传于膈消，则以肺热为急，用麦门冬治肺中伏火为君，栝蒌实、知母泄热为臣，甘草、北五味、生芐、葛根、人参生津液益气血为佐。若心火上炎于肺，必由心有事会，不得其正，以致其脏气血之虚，故厥阴之火上逆，所以用茯神安心定志养神，竹叶、麦门冬之凉以安其宅，则火有所归息矣。是三条消渴，便见河间处方，酌量标本缓急轻重之宜、脏腑切当之药也。

喉痛

喉痛，因于相火之微甚，微则正治，甚则反治，撩痰出血，三者随宜而施。或于手大指少商出血行气，若肿达于外，必外敷以药。予尝以鹅翎蘸水醋缴咽中，摘出其痰。盖酸能收其痰，又能消积血。若乳蛾甚而不散者，以小刀就蛾上出血，皆用马牙硝吹点咽喉，以退火邪，服射干、青黛、甘、桔、栀、芩、恶实^②、大黄之类，随其攻利为方，以散上焦之热，外敷如生芐、韭根、伏龙肝皆可用。若咽疮，白者多涎，赤者多血，大率与口疮同例，如蔷薇根皮、黄柏、青黛煎噙细咽。先生言理中汤亦可治，详口疮条下。

咳嗽

人之阳常有余、阴常不足，故金、水二脏必保养之，使水不

---

① 芐（biàn 辨）：即地黄。
② 恶实：即牛蒡子。

竭、金不亏，则木有制不猖狂矣。经曰：诸逆冲上，皆属于火。《原病式》曰：五志色欲之动，皆属相火水衰，火无所畏，得以冲逆于肺，其水莫能救母之鬼贼，则肺之阴愈亏，必须泻火益水以救金可也。如姜、桂、半夏辛温燥热之剂，皆不宜用。然于泻火，虽不比外邪郁发而为风寒暑湿之至者，亦须分四脏所动之本气，各欲安之。且火不惟伤肺之阴，甚则亦害元阳，又必辨其所伤之阴阳孰轻孰重。此条只论虚者用参、术，其于益阴如天、麦门冬之属无有也；至若治寒加细辛、干姜之属，亦无有也。是皆要者，尚且不备，况分经之剂乎？

疮疡隐疹疥癣

《内经》有谓汗之则疮已者，谓湿胜皮肤为疥癣者也。治当饮以凉肌和血、散湿热怫郁在皮肤之药，外以杀虫润燥、解痰涩凝结腠理之药敷之。仲景谓：疮不可汗，汗之则作痓[①]。此热郁肌肉，血腐为疮，宜解内也；或饮食之积所致，皆不宜汗，热有浅深故也。疡即头疮，乃火热上炎，当治火于上，内使之降，外令其散，亦敷以杀虫、退热之剂。世方皆得以治，不足深论。

酒齄鼻

酒齄鼻，酒热所致乎？曰：不然，不饮者亦病此。盖鼻者肺窍，而足阳明侠鼻上至目内眦，其位居面之中，属土，为呼吸气息出入之门户，气血之精明者，皆上注于面，入于其窍。故胃中湿热与中焦热所化之血上输于肺，随呼吸之息，熏蒸鼻端，凝结

---

① 痓（zhì至）：痉挛。

皮肤，遂成红赤，甚则盈面，不独在鼻也。予尝以凌霄花为末和密陀僧，唾调敷，甚妙。

健忘

健忘，安神之外，犹可论否？曰：方论虽言忧惕思虑所伤，忧欲过损，惊恐伤心，心伤则健忘也。予尝思之，人生气禀不同，得气之清，则心之知觉者灵；得气之浊，则心之知觉者昏。心之灵者，无有限量，虽千百世已往之事，一过目则终身记之而不忘；心之昏者，虽无所伤，而目前事亦不能记矣。刘河间谓：水清明，火昏浊。故上善若水，下愚若火，此禀质使然。设禀清浊混者，则不能耐事烦扰，烦扰则失其灵而健忘。盖血与气，人之神也。经曰：静则神藏，躁则消亡。静乃水之体，躁乃火之用，故性静则心存于中，动则心忘于外，动不已则忘不已，忘不已则存于中者几希，故语后便忘，不俟终日。所以老人多忘，盖由役役扰扰，纷纭交错，气血之阴于斯将竭，求其清明有所守而不为事物所乱者，百无一人焉！由是言之，药固有安心养血之功，不若平心易气，养其在己而已。设使因痰健忘，乃一时之病，亦非独痰也。凡心有所寄与诸火热，伤乱其心，皆健忘也。《灵枢》谓：盛恐伤志，志喜忘。《内经》谓：血并于下，气并于上，乱而喜忘。可不各从所由以治之哉？

痨瘵

《内经》无痨瘵之名，而有痨瘵之因。凡外感六淫，内伤七情，其邪辗转乘于五脏，遂至大骨枯槁，大肉陷下，各见所合衰惫之症，真脏脉见则有死期。二阳之病，则为风消①、息贲②；三阳为病，其传为索泽痹③，成为消中；大肠移热于胃，胃移热于膀胱、胆，则体养④而瘦。尝贵后贱，病从内生，名曰脱营；尝富后贫，名曰失精；暴乐后苦，皆伤精气，精气竭尽，形体毁沮；离绝菀⑤结，忧恐喜怒，五脏空虚，血气离守。《灵枢》曰：怵惕思虑则伤神，神伤则恐惧自失，破䐃⑥脱肉，毛瘁色夭，死于冬。又，诸在肤肉脉筋骨之间者，各索所合之本脏，不得索于所不胜。后世张仲景立虚劳门，本于此也。巢元方有虚劳、有蒸病、有注病，皆推于此也。虚劳者，五劳六极七伤是也。五劳者，志劳、思劳、忧劳、心劳、瘦劳；六极者，气极、血极、筋极、骨极、肌极、精极也；七伤者，曰阴寒、曰阴痿、曰里急、曰精连、曰精少阴下湿、曰精滑、曰小便苦数，临事不举。又曰：大饱伤脾，大怒气逆伤肝，强力举重，久坐湿地伤肾，形寒饮冷伤肺，忧愁思虑伤心，风雨寒暑伤形，大恐惧不节伤志。又，五蒸病者，骨蒸、脉蒸、皮蒸、肉蒸、内蒸，遍身热多。又，因热病愈后，食牛肉，或饮酒，或房欲而成。诸注候者，谓邪气居住人身之内，故名为注。此由阴阳失守，经络空虚，风寒暑湿劳役之

① 风消：古病名，为枯瘦之意，指因情志郁结而形体瘦削的一种证候。《素问·阴阳别论》："二阳病发心脾，有不得隐曲，女子不月，其传为风消。"

② 息贲：病名，指肺积。《灵枢·邪气脏腑病形》："肺脉……滑甚为息贲，上气。"《难经·五十六难》："肺之积，名曰息贲。在右胁下，覆大如杯。久不已，令人洒淅寒热，喘咳，发肺壅。"

③ 索泽痹：痹，痨。索泽，时疫愈后，身体枯瘦，皮肤甲错者，热伤其阴也。热病伤阴之痨病。

④ 养：四库本作"痒"；嘉庆本作"瘠"。作"瘠"义胜。

⑤ 菀：同"郁"。

⑥ 䐃（jūn 君）：原作"䐃"，嘉庆本作"脑"，据《灵枢·本神》改。䐃，隆起的大块肌肉。王冰："䐃，谓肘膝后肉如块者。"张景岳："䐃者筋肉结聚之处。"

所致也。或伤寒传诸阴，不时除瘥而留滞；或宿食，冷热不调而流注；或乍感生死之气，卒犯鬼物之精，皆能成病，变状多端。凡此注之为言住也，言其连滞停住，死又注易傍人也。以上虚劳蒸注等候，近世方论所列之药众矣，未有一言以归其要者。盖人之生，气与形耳，气为阳，形为阴，偏于阳则热，偏于阴则寒，况消万物莫甚于火。夫痨瘵，未有形不瘠、肉不消也，皆由精血不胜气之热火，当用寒凉以和之，益水以济之耳！乃谓形不足须温之以气，岂知温乃温存，非温热也。气本阳而复得温，则成亢阳矣！已涸之精血而加之以温热，天真何由而生耶？又有一等胎生骨细质弱者，精血必亏，此天癸已至而阴不能全盛与阳为配，及情欲动中，或劳役所使，则君、相二火相扇而起，其亏少之阴水莫能制之，故内蒸五脏，外连四属，如是者，以禀赋夭短，岂药所能治哉！

咳血

咳血只从肺出，他无可言耶？曰：肺不独咳血，而亦唾血。盖肺主气，气逆为咳；肾主水，水化液为唾。肾脉上入肺，循喉咙挟舌本，其支者从肺出，络心注胸中，故二脏相连，病则俱病，于是皆有咳唾血也。亦有可分别者，涎唾中有少血散漫者，此肾从相火炎上之血也。若血如红缕在痰中，咳而出者，此肺络受热伤之血也，其病难已。若咳白血，必死。白血浅红色，似肉似肺也。然肝亦唾血，肝藏血，肺藏气，肝[①]血不藏，乱气自两胁逆上，唾而出之。《内经》有血枯症，先唾血，为气竭伤肝也。

---

① 肝：原作"肺"，嘉庆本同，按医理据四库本改。

又有咯血，咯与唾少异。唾出于气，上无所阻；咯出于痰，气郁喉咙之下，上不得出，咯而乃出。求病所属之脏，咯、唾同出于肾也。

余尝治三人，不咳唾而血见口中，从齿缝舌下来者，每用滋肾水、泻相火治之，不旬日而愈。

又治一人，因忧病咳唾血，面黧黑色，药之不效。曰：此必得喜可解。其兄求一足衣食地处之，于是大喜，即时色退，不药而瘳。

经曰：治病必求其本。又曰：无失气宜。是知药之治病，必得其病之气宜，苟不察其得病之情，虽药亦不愈也。

肺痿

肺痿，出《金匮要略》，谓：热在上焦，因咳为肺痿。痿得之或从汗出，或从呕吐，或从消渴小便利数，或从便难，或被快药下利重亡津液，故寸口脉数而咳，口中反有浊唾涎沫。原其意从《内经》痿条推广，在脏气不得布荣卫，行津液，反怫郁为热，聚结涎沫浊唾而后咳也。故附方或用炙甘草汤，或用生姜人参大枣汤主之，所治大意似之矣！至若又谓肺痿，吐涎沫而不咳，其人不渴，必遗尿、小便数，以上虚不能制下故也。此为肺冷，咳多涎唾，甘草生姜汤以温之。若服汤已渴者，属消渴，则此所治便与前条上焦热者不同矣。上焦热则怫郁，而肺之玄府燥涩，气不利则咳，津不布则渴。此云肺中冷者，非形寒饮冷之邪在其中，由上焦无阳故曰冷，阳气不足则不成热，不热则不咳亦不渴，惟气虚不能制约其水道之行也。肺与肾连脏，肺虚则肾亦虚，故水入咽直达于肾，肾亦不以水精四布于五脏，而径出于溺矣①。

痿

痿，血气劣弱，力不任用而名也，故《内经·痿论》叙其皮肉筋骨痿弱于四属之外者。然而有诸外必本诸内，至若五脏精神气血、性情魂魄，司动静之机于内者，而经亦尝举其端，所谓肾风而不能食、善惊，惊已心气痿者死。又，太阴司天，湿气下临，肾气上从，阴痿，气大衰而不起，此非各从其所司之内症者欤！今仲景更明肺脏所生气之虚实者又如此，脾、肝二脏虽无明文，观此例则可知矣。六腑、九窍皆然。是故刘河间论气血者人之神，若气血或郁结或衰虚不能宣通，则神无所用而不遂其机，故劣弱也。当随其虚实补泻之，使气血宣行，则神自清利，而应机能为用矣。

怖

怖，《内经》无有，始于《金匮要略》奔豚条，有惊怖，继云惊恐，可见惊怖即惊恐怖惧也。恐亦惧也，凡连称惊恐者，以一阴一阳对待而言。如喜怒并称者，喜出于心，心居在阳；怒出于肝，肝居在阴。志意并称者，志是静而不移，意是动而不定。静，阴也；动，阳也。惊恐并称者，惊因触于外事，内动其心，心动则神摇；恐因惑于外事，内慊②而精怯。《内经》谓：惊则心无所倚，神无所归，虑无所定，故气乱矣。恐则精怯，怯则上焦闭，闭则气外，外则下焦胀，故气不行矣。又谓：尝贵后贱，尝

---

① 矣：此后原衍"痿者"二字，据四库本和嘉庆本删。
② 慊（qiàn欠）：不满，怨恨。

富后贫，悲忧内结。至于脱营失精，病深无气，则洒然而惊，此类皆病，从外事所动内之心神者也。若夫在身之阴阳盛衰而致其惊恐者，则惊是火热躁动其心，心动则神乱，神用无方故惊之。变状亦不一，为惊骇、为惊妄、为惊狂、为惊悸等。病恐则热伤其肾，肾伤则精虚，虚则志不足，志本一定而不移，故恐亦无他状。《内经》有惊病之邪，有火热二淫，司天在泉，胜复之气，有各经热病所致，有三阳积并，有气并于阳，皆为诸惊等病，故病机统而言曰：诸病惊骇，皆属于火也。于恐病之邪者，有精气并于肾则恐，有血不足则恐，有少阳入阴、阴阳相搏则恐，有胃热肾气微弱则恐，有肾是动者恐。然于肝之惊恐互作者，以其脏气属阳，居阴纳血藏魂，魂不安则神动，神动则惊；血不足则志慊，志慊则恐，故二者肝脏兼而有之。似此之类，于火热二淫并湿属感邪之外，其余惊恐皆因气之阴阳所动而内生也。惊恐二病与内外所因治法同乎？异乎？曰：惊则安其神，恐则定其志，治当分阴阳也。心为离火，内阴而外阳；肾为坎水，内阳而外阴。内者是主，外者是用。又，主内者五神，外用者五气。是故心以神为主，阳为用；肾以志为主，阴为用。阳则气也，火也；阴则精也，水也。及乎水火既济，全在阴精上承以安其神，阳气下藏以定其志。不然，则神摇不安于内，阳气散于外，志感于中，阴精走于下。既有二脏水火之分，治法安得无异？所以惊者必先安其神，然后散之则气可敛，气敛则阳道行矣；恐者必先定其志，然后走之则精可固，精固则阴气用矣。于药而有二脏君臣佐使之殊用，内外所感者，亦少异会外事惊者。张子和谓：惊者平之。平有二义：一云平常也，使病者时时闻之，习熟自然不惊；一云此固良法，不若使其平心易气以先之，而后药之也。吾谓内气动其神者，则不可用是法，惟当以药平其阴阳之盛衰，而后神可安，志可定矣。

痉

仲景谓太阳病，发热无汗反恶寒，名曰刚痉者，为中风。发热重，感于寒而得之，此《内经》所谓赫曦之纪，上[①]羽为痉[②]，其义一也。如中风淫之，热与火运，以热无少异，其重感于寒亦与上羽之寒同是外郁。热因郁则愈甚，甚则热兼燥化而无汗，气血不得宣通，大小筋俱受热害而强直，故曰刚痉。所谓太阳病发热汗出，不恶寒，名曰柔痉者，为太阳发热，重感于湿而得之，此《内经》所谓诸痉项强，皆属于湿。又谓因于湿，首如裹，湿热不攘，大筋緛[③]短，小筋弛张，软短为拘，弛张为痿。肝移热于肾，传为柔痉。注云：柔谓筋柔而无力，强为骨强而不随。三者之义，与仲景所言重感于湿为柔痉者，岂不同是小筋得湿则痿弛而无力者乎？其摇头、发热、头项强急、腰背反张、瘈疭口噤与刚痉形状等者，岂不同是大筋受热则拘挛强直者乎？后代乃以无汗为表实、有汗为表虚，不思湿胜者多汗，乃以汗为表虚而用姜附温热等剂，宁不重增大筋之热欤！

---

① 上：原作"土"，据《素问·五常政大论》改。下同。

② 赫曦之纪上羽为痉：赫曦，火运太过；纪，年份。上羽，太阳寒水司天。火运太过，若逢太阳寒水司天，水能胜火，适得其平，故赫曦逢上羽，则和正徵相同。水运既平，金不受克，所以收令得以正常，因水气司天，水受火制，所以在人发病为痉。

③ 緛（ruǎn 软）：缩短。

温病

方中有治法者三：以人中黄疗时行热毒为主；苍术、香附散结解郁为臣；芩、连降火，人参补虚，桔梗、防风利气行经为佐；热毒郁结，则内外气液不通成燥，大黄苦寒而能荡涤燥热，滑石性滑味淡，将以利窍解结，通气液以润燥，二者一阴一阳，故用之为使。此三治法，非特通治诸瘟也。《内经》冬伤于寒，春必病温与冬不藏精病温者，有虚实之异。有四时不正胜气郁之者，有君相二火加临者，即分君客之殊，有五运六气当迁，正值所胜抑之，不得升降，又当辨其所发之气以治，岂守三法俱用以治温乎？先生曰：凡亢阳霖淫①、暴风②冰雹非常之变，必记以验发于何时以为治源也。

手心热

手心者，心之营，名劳宫。手少阴脉入掌中，故心所生病，掌中热痛。心主手厥阴包络脉入掌中，是动则病手心热。所生病者，烦心，掌中热。是知手心热者，皆二经之火，为病百端，岂一症一方可言哉？原其方旨，必是当时为忧虑过节，津液不布，停聚成痰，湿郁伏心，火不得发越，故用此方，因集于此。

发热

阴血虚而热者，叙之太略。阴阳之在人身，犹权衡之不可

---

① 亢阳霖淫：亢阳，盛极之阳气，借指旱灾；霖淫，淫雨，过量的雨。与下文"暴风冰雹"同指反常气候。

② 风：嘉庆本作"雨"，存疑。

高下。阳盛则热，阴盛则寒。况天地之气，阳大而阴小，人禀之以生，故阳易胜、阴易乏，阴不敌阳则热发于内而彻于外，故百病皆生于阴阳之胜负也。阳为强盛或客邪入害其正，则皆随其胜负处发为热病，故《内经》诸篇屡书不一。仲景明六经五脏之治法，河间明水火阴阳之微旨，东垣有内伤治火分经之药。今先生参用三家之说，尝谓相火易起，遇五性为物所感，不能不动，动则厥阳之五①火从而相扇，是相火起于妄，妄则煎熬真阴，阴虚则病，阴绝则死，此水火阴阳为病之源。先生治血虚发热，而血亦分阴阳。若血之阴不足，如芎、归辛温亦在不用；若血之阴足，虽姜、桂辛热，而亦用之。与泻火之法有正治、有从治，皆在临机应变，其不执方也如此。

饮酒发热

盖酒大热有毒，况人身阳气本热，得酒则热愈炽愈刚，阴气必破散，阳气亦消亡而死矣，岂止难治而已！设身之阴气因酒而耗，自热不甚，惟酒热而病，阴气之散有未绝，则犹有可治之理。姑书一二以验之。

一人每晨饮烧酒数杯，后终日饮常酒至五六月，大发热。医用水摊心腹，消复增之，内饮以药，三日乃愈。

一人年二十，于四月病发热，脉浮沉皆有不足意，其间得洪数一种，随热进退不时，知非伤寒也。因问必是过饮，酒毒在

---

① 厥阳之五火：厥阳，指阳气发展到最后阶段开始向阴的方面转化。五火，又名五脏火，即心火、肺火、脾火、肝火、肾火；刘河间又称五火为"五志之火"，即"五志所伤，皆热也"，用药多寒凉；而朱丹溪认同五志皆可化火的同时又提出自己不同的观点，认为"五志之伤，则无非伤阳败气之证，但伤气者十之九，动火者十之一"，治疗时多重视人体阳气，用药多为温补之剂。

内，今为房劳，气血虚乏而病作耶？曰：正月间，每晨饮烧酒、吃大①肉近一月矣！予得病情，遂用补气血药加干葛以解酒毒。服一帖，微汗，反懈怠，热如故。因思是病气血皆虚，不禁葛根之散，必得枸距子②方可解也。偶有一小枝在书册中，幸不腐烂而干，加前药内煎服，一帖而愈。

吁！孙真人云：医者意也。但患病情察之未到，药味思之未得，若病药两得，何患不痊！

梦遗

经曰：肾属水，受五脏六腑之精而藏之。又曰：主蛰，封藏之本，精之处也。又曰：阴阳之要，阳密乃固。故阳强不能密，阴气乃绝；阴平阳秘，精神乃治；阴阳离决，精气乃绝。又曰：阴阳总宗筋之会，会于气街。《灵枢》曰：厥气客于阴器，则梦接内。盖阴器者，宗筋之所聚也，而足太阴、阳明、少阴、厥阴之筋皆结聚于阴器，与冲、任、督三脉之所会，然厥阴主筋，故诸筋皆通于厥阴。肾为阴，主藏精；肝为阳，主疏泄。阴器乃泄精之窍，故肾之阴虚则精不藏，肝之阳强则气不固。若阴客于其窍与所强之阳相感，则精脱出而成梦。阳强者，非脏真之阳强，乃肝脏所寄之相火强耳！火盛不已，反有以消其脏之真阳者。肝藏魂，脏真之阳虚则游魂为变，变则为梦，与肝虚多梦亡人无异。然病之初起，亦有不在肾肝而在心肺脾胃之不足者，然必传于肾肝而致精之走也，有自然相传之理焉！宗筋者，上络胸腹，

---

① 大：嘉庆本和四库本均作"犬"，义胜。
② 枸距子：即鸡距子、枳椇子，性味甘、平，无毒。功用除烦渴，解酒毒，利小便。

夹脐下合横骨。故《内经》谓其总宗筋之会，会于气街，主束骨而利机关也。五脏俱有火，相火寄于肝者，善者则发生，恶者为害甚于他火，故平人肝气刚勇，充于筋而为罢极之本①也。其阴器既宗筋之所聚，乃强于作用，皆相火充其力也。若遇接内得阴气与合，则三焦内外之火翕然下从，火从而动则百体玄府悉开，其资生之精尽趋会于阴器以跃出焉，岂肾之所藏者而已！所谓厥气客于阴器，厥气亦身中阴分所逆之气，与接内之气同是阴类，故梦犹接内之脱精也。梦则真阳虚，未免②形体衰惫，其气难复，不比平人接内一二时间气便可复也。曰：治法何如？曰：病从他脏起者，则以初感病者为本，肾肝聚病之处为标；由肝肾自得者，独治肝肾可也；由阴阳离决，水火不交通者，则既济之；阴阳不相抱负者，则因而和之。阳虚补气，阴虚补血，阳强者泻火。火有正治反治、从少从多，随其攸利。奈何世人不辨阴阳虚实，惟务温之、热之于内，灸之于外，直至阴水耗竭，壮火独炎，枯脂消肉，骨立筋痿，不可复救矣！余惟从经旨以治多验。

　　一人二十余岁，夜读书至四鼓犹未已，遂发此病。卧间茎但着被与腿，便梦精脱，悬空则否，饮食日减，倦怠少气。余以用心太过，二火俱起，夜不得眠，血不归肝，则肾水不足，火乘阴虚，入客下焦，鼓其精房，则精不得聚藏而走失矣。因玉茎着物，犹厥气客之，故作接内之梦。于是，上则补心安神，中则调理脾胃升举其阴，下则益精生阴固阳。不三月而愈。

---

　　① 罢极之本：指肝脏。罢，音义同"疲"，和全身筋的活动有关。罢极之本，说明肝主管筋的活动，能够耐受疲惫，是运动机能的根本。

　　② 免：原作"兑"，据嘉庆本和四库本改。

一老人，六十岁，患疟而嗽，多服四兽饮①，积成湿热，乘于下焦，几致危困。余诊尺脉数而有力，与补中益气加凉剂三日，与黄柏丸，次早尺数顿减，因问：有夜梦否？曰：然，幸不泄尔。余谓：年老精衰，固无以泄。盖以大热结于精房，得泄火益阴之药，其火散走于阴器之窍，病可减矣。再服二日，又梦，其疟嗽全愈。

一人每夜有梦，余连诊二日脉，观其动静，终不举头，但俯视不正，必阴邪相着，扣之不言其状。遍问随其出入之仆，乃言至庙见侍女，以手抚摩其身久之，不三日遂病。令法师入庙毁其像，小腹中泥土皆湿，其病遂安。此则鬼魅相感耳！

尝观仲景治下焦真阳与精血两虚，少腹弦急，脉芤动微紧，男子失精，女子梦交通者，用桂枝、龙骨之属温之、固之。若阳浮上而不降，悸衄，手足烦，咽干口燥，阴独居内，为里急腹痛，梦失精者，以小建中汤和之。皆可取以为法也。

淋

膀胱主水，水入于胞为溲便。若饮食不节，喜怒不时，虚实不调，则脏不和，致肾虚膀胱有热。肾虚则小便数，膀胱热则水涩而数，涩则淋沥不宣，故曰淋。小腹弦急，痛引于脐。又须分石、膏、血、劳、气、冷。其石淋，如沙石；膏淋，肥腻若脂膏，又名肉淋；血淋，心主血，气通小肠，热甚则搏于血脉，血得热则流行于胞中，与溲俱下；劳淋，劳倦则发；气淋，胞内气胀，小腹坚满，出少喜数，尿有余沥；冷淋，冷气客于下焦，邪

---

① 四兽饮：方出《三因极一病证方论·疟病内所因证治》。由半夏、茯苓、人参、草果、陈皮、甘草、乌梅肉、白术、生姜、枣子组成。

正交争，满于胞内，水道不宣，先寒颤，然后便溺成淋。可谓得其病情矣。《内经》病因又不止此，若太阴作初气，病中热胀，脾受积湿之气，小便黄赤，甚则淋；少阳作二气，风火郁于上而热甚，病淋。盖五脏六腑、十二经脉，气皆相通移。是故足太阳主表，上行则统主诸阳之气，下行则入膀胱；又肺者通调水道，下输膀胱，脾胃消化水谷，或在表在上在中。凡有热，则水液皆热，转输下之，然后膀胱得之而热矣！且小肠是心之腑，主热者也，其水必自小肠渗入胞中。诸热应于心者，其小肠必热，胞受其热，经谓胞移热于膀胱，则癃溺血是也。是知初起之热邪不一，皆得传于膀胱而成淋，故淋必先治其本，若只治胞中之热，未为善也。夫淋必由热甚生湿，湿生则水液浑浊，凝结为淋。又有服金石入房太甚，败精流于胞中，及饮食痰积渗入者，皆能成淋。先生治小儿，在胎禀父母金石余毒之气，病淋十五年，治以紫雪而愈。凡治病必求其本也。

小便不通

小便不通，治以吐法何也？曰：取其气化而已。经曰：三焦者，决渎之官，水道出焉；膀胱者，州都之官，津液藏焉，气化则能出矣。故上、中、下三焦之气，有一不化，则不得如决渎之水而出矣，岂独下焦膀胱气塞而已！上焦肺者，主行荣卫，通调水道，下输膀胱，而肾又上连肺，岂非小便从上焦之气化者乎？仲景谓胃气行则小便宣通。《内经》谓脾病则九窍不通，小便不利者，其病一也。由是三焦所伤之邪不一，气之变化无穷，故当随处治邪行水，大要在乎阴阳无相偏负，然后气得以化。若《方盛衰论》^①曰：至阴虚，天气绝；至阳盛，地气不足。夫肾、肝在下，地道也；心、肺在上，天道也；脾胃居中，气交之分也。故天之阳绝而不下交于地者，尚且白露不下，况人同乎天，其上之阳不下交于阴，则下之阴虚；在上之阳盛不务其德而乘之，致肾气之不化，必泻其阳而举之，则阴可得而平也。若此条所叙之症皆用吐法，盖因气道闭塞、升降不前者而用耳！其他众法，何尝舍之而独施是哉？先生尝曰：吾以吐法通小便，譬如滴水之器，开其上窍则下窍水自出焉！

一妇年五十，患小便涩，治以八正散等剂，小肠^②胀急不通，身如芒刺。余以所感霖淫雨湿，邪尚在表，因用苍术为君、附子佐之发表，一服即汗，小便随通。

一人年八旬，小便短涩，分利太过，致涓滴不出。盖饮食过伤，其胃气陷于下焦。用补中益气汤，一服即通。

泄泻

泄泻多类，得于六淫五邪、饮食所伤之外，复有杂合之邪，似难执方而治。先生治暴气脱而虚，顿泄不知人，口眼俱闭，呼吸甚微，殆欲死者，急灸气海，饮人参膏十余斤而愈；治阴虚而肾不能司禁固之权者，峻补其肾；治积痰在肺，致其所合大肠之气不固者，涌出上焦之痰，则肺气下降，而大肠之虚自复；治忧思太过，脾气结而不能升举，陷入下焦而泄者，开其郁结，补其脾胃，使谷气升举也。凡此不可枚举。因问：先生治病何其神也？先生曰：无他，圆机活法，俱在《内经》，熟之自得矣！退

①方盛衰论：出《素问》第八十篇。
②肠：疑为"腹"之误。

读《内经》三年，乃知先生于泄利症，凡内外之邪，有伤生化之用，则阴阳失其居处之常，脏腑失其所司之政，以致肠胃传化之职不修，故泄利也。

膈噎

膈噎之病，得之七情、六淫，遂有火热炎上之化，多升少降，津液不布，积而为痰、为饮、为呕吐。必须外避六淫、内节七情、饮食自养、滋血生津以润肠胃，则金无畏火之炎，肾有生水之渐，气清血和，则脾健运而食消磨，传送递①行矣！治者例用辛香燥热，痰饮被劫，时暂得快。七情、饮食不节，其症复作，前药再行，积成其热，血液俱耗，胃脘干槁，大便秘少若羊矢，则难治矣。尝治反胃未至于胃脘干槁者。

一少年，食后必吐出数口，却不尽出，膈上时作声，面色如平人。病不在脾胃而在膈间。问其得病之由，乃因大怒未止辄吃曲，即有此症。想其怒甚则死血菀于上，积在膈间，碍气升降，津液因聚为痰为饮，与血相搏而动，故作声也。用二陈汤加香附、韭汁、莱菔子，服二日，以瓜蒂散、败酱吐之，再一日又吐，痰中见血一盏，次日复吐，见血一钟而愈。

一中年人，中脘作痛，食已乃吐，面紫霜色，两关脉涩，乃血病也。因跌仆后中脘即痛，投以生新推陈血剂，吐血片碗许而愈。

---

① 递（dì 地）：原作"送"，据嘉庆本改。递，古同"递"。

推求师意 20

伤食

饮食入胃，多停中脘。中脘乃盛水谷之海；上脘只纳食，行水谷，所化精悍之气，上输于肺；下脘消化糟粕，入大小之肠。如食入于肠胃，有停留不化者，有食物已去而害其脾胃转运之气者，有因之而致其清浊不分者。三脘者，则皆恶食，其物停留三脘有轻重。重在中下，则大小承气、备急丸之类；轻在中下，则枳术丸之类。食纳上脘，未入中脘而伤之重者，必吐而出之；其已入中脘，而食物塞之，其气反壅于下脘，致气口脉大于人迎二、三倍者，亦必吐之。经曰：上部有脉，下部无脉，其人当吐不吐者死。若物已去而脾胃中元气受伤者，则东垣内伤补益之法是矣。所谓食伤胸中如有物者，非所食谷肉之物，由饮食过度，消化之气清浊不分，溷①乱之液自上脘至胸中，积成痰饮，乃伤之轻者，故宜厘清浊、化痰饮、和中益胃、开郁则愈②。

腹痛③

一人年十八，自小面带微黄，五月间腹大痛。医以小建中加丁香两帖不效，加呕吐清汁，又与十八味丁香通膈汤两帖。食全不进，痛无休止，如此者五六日，又与阿魏丸百余粒。至夜发热不睡，口却不渴，脉左二部沉弦而数实，痛处不可按，遂与大柴胡汤四帖加甘草下之。痛呕虽减，食犹未进，遂与小柴胡汤去黄

---

① 溷（hùn混）：肮脏，混浊。
② 愈：原作"郁"，据文理改。
③ 腹痛：本篇与"心下痞"篇内容原位于"小儿门"之"蛔虫"篇，因其非小儿蛔虫证案，疑为错位，故同"心下痞"一起加篇名，与纯为医案、原位于"喉痛"篇后的"肠痈""肩痛"和"饮酒发热"篇后的"脚气"并列于下。

芩、人参，加芍药、陈皮、黄连、生甘草，二十帖而愈。

心下痞

一人年十七，家贫多劳，十一月病恶寒而吐血两三日，六脉紧涩，一月后食减中痞。医投温胆汤、枳壳汤，三日后发热、口干不渴、口中有痰。予曰：此感寒也。询之，八日前曾于霜中渡水三四次，心下有悲泣事，腹亦饥。遂以小建中汤去芍药，加桔梗、陈皮、半夏，四帖而愈。

肠痈

一妇以毒药去胎后，当脐右结块，块痛甚则寒热，块与脐高一寸，痛不可按，脉洪数，谓曰：此瘀血流溢于肠外育膜之间，聚结为痈也。遂用补气血、行结滞、排脓之剂三日，决一锋针，脓血大出，内如粪状者臭甚，病妇惊怕。予谓：气血生肌，则内外之窍自合。不旬日而愈。

肩痛

一人肩井后肿痛，身热且嗽，其肿按之不坚，此乃酒痰流结也。遂用南星、半夏、瓜蒌、葛根、芩、连、竹沥作煎饮之，烧葱根熻①肿上；另用白芥子、白矾作小丸，用煎药吞二十丸。须臾痰随嗽出，半日约去三四碗而愈。

---

① 熻（xié 协）：同"烤"。指热敷。

脚气

一人两足酸重，不任行动，发则肿痛。一日在不发中诊脉，三部皆大，应手如葱管无力，身半以上肥盛。予以其膏粱妾御[1]，嗜欲无穷，精血皆不足，湿热太盛，因用益精血于其下、清热湿于其上二方与之，或言脚气无补法，故不肯服。三月后痛作，一医用南法治不效，一医用北法泻之即死于溺器上。吁！不识病之虚实，执方误人多矣。

凡治病必分其主治之药，先之以经气。在阳明治湿热，石灰、柏皮之属；在厥阴治火热，臈[2]茶、脑、麝之属。次从所得之因：食积，加芦荟；磕伤，加韭汁、没药；疮脓溃而不出，加轻粉取之，无不愈。

---

① 妾御：谓古代诸侯之姬妾按期侍夜。
② 臈（là 蜡）：古同"腊"。

｜卷 下｜

大风①

大风，丹溪取醉仙②、再造③，以分上下用也。《内经》曰：脉风成，为疠风。又曰：风寒客于肺而不去，名疠风。疠者，荣卫热胕④，其气不清，故使鼻柱坏而色败，皮肤疡溃。又谓：风气与太阳俱入，行诸脉俞，散诸分肉之间，与卫气相干，其道不利，故使肌肉䐜䐜而有疡，卫气有所凝而不行，故其肉有不仁也。《刺长节论》⑤曰：病大风，骨节重，须眉堕，刺肌肉，汗出百日王注：泄卫气之怫热；刺骨髓，汗出百日王注：以泄荣气之怫热。凡二百日，须眉生而止。《灵枢》曰：疠风者，数刺其肿上，以锋针针其处，按出其恶气，肿尽乃止，当食方食，毋食他食。经论分荣卫者，如此古方，但混泄风热于荣卫，又无先后之分。惟

---

① 大风：病证名，即疠风，现代医学称麻风病。《素问·长刺节论》："骨节重，须眉堕，名曰大风。"

② 醉仙：即醉仙散。方出宋·王衮《博济方·疮科》，由胡麻子、牛蒡子、枸杞子、蔓荆子、苦参、瓜蒌根、防风、白蒺藜组成，功能祛风解毒。

③ 再造：即通天再造散。方出宋·陈无择《三因极一病证方论·大风治法》，由郁金、大黄、白牵牛、皂角刺组成，功能泻热解毒。

④ 胕：古同"肤"，张志聪《黄帝内经素问集注·风论篇》："胕，肉也。"可以互参。

⑤ 刺长节论："刺长节"为"长刺节"之误。《长刺节论》乃《素问》第五十五篇。

《活法机要》[①]用桦皮散[②]治其卫，二圣散治其荣。二圣即再造也，出《三因方》，先生言再造，用郁金半两、白丑六钱半生半炒、皂角刺经年黑大者。今选二方，分气血、上下、先后而用，盖以气为阳为卫，血为阴为荣。身半以上，阳先受之；身半以下，阴先受之。再造治其病在阴者，用皂刺出风毒于荣血中。肝主纳血，恶血留止属于肝也。虫亦主于厥阴风木所化，须是治其脏气，杀虫为主，以大黄引入肠胃荣血之分，利下恶血虫物。醉仙[③]散治其病在阳者，用鼠粘子出风毒遍身恶疮，胡麻逐风、补肺、润皮肤，蒺藜主恶血、身体风痒、通鼻气，防风治诸风，栝蒌根治瘀血、足热胕肿，枸杞消风毒热、散疮肿，蔓荆子主贼风，苦参治热毒风、皮肌烦躁生疮、赤癞眉脱，八味治风至矣！然必银粉为使，乃下膈通大肠要剂，用其驱药入阳经，开风热怫郁痞结，逐出恶气臭秽之毒，杀所生之虫，随经上行至牙齿嫩薄之分，出其臭毒之涎水。此药伤齿，则以黄连末揩之，或先固济以解银粉之毒。银粉在醉仙散有夺旗斩将之功，遂成此方之妙用，非他方可及。余邪未除，但调和荣卫药中少加驱逐剂耳！

一人面浮油光，微肿色变，眉脱，痒。二世疠风死者三人。与醉仙散，出涎水如盆而愈。

一人面肿，色变黑，燥痒，眉须脱落，手足皮燥厚折，痛痒无全肤，有时痒入骨髓，爬至血出，稍止复作，昼夜不眠，与二

①　活法机要：人民卫生出版社 1993 年版中医古籍整理丛书《东垣医籍》载："《活法机要》，编撰时间无考，最初刊于《济生拔粹》丛书中，是东垣课徒讲稿，抑或是对张洁古《医学启源》的补充。"
②　桦皮散：方出宋《圣济总录·肺脏风毒生疮》，由桦皮、荆芥穗、杏仁、炙甘草、枳壳组成，功能祛风润燥、杀虫解毒。
③　仙：原作"能"，据四库本和嘉庆本改。

药则愈。

一妇两足胫疮溃，眉落，与再造散一服愈。年少不能断欲、忌口，一年复发。

其前二人不复发者，非能如法调摄，由病得之未深，鼻柱未坏，疮未溃胕故耳！故人抱病不可不早治也。

痛风

痛风，即《内经》风寒湿三气杂至，合而为痹也。虽言寒为痛痹，然三者皆能作痛，但寒胜者痛甚如掣，湿者痛著如肿，风者其痛行动无常处，悉因凝滞之痹与流行荣卫真气相击搏，则作痛痹。若不干其流行出入之道，则不痛但痿痹耳！随其痹所在，或阳多阴少则为痹热，或阴多阳少则为痹寒。或骨重，或筋挛不伸、肌肉不仁，或血脉凝而不流，或在皮则寒，或逢热则纵。后人就中摘出为痛者分六条，具数百方。夫药在乎明道，不在多言。苟明其道，虽一言一方亦可类推；道若不明，奚适于用而取择焉？今六条中，有谓由风寒湿气，则血凝涩不得流通，关节诸筋无以滋养，真邪相搏，历节痛者；有谓风百节痛者；有谓风气走注，痛无常处者；有谓白虎风者，或在骨节，或走四肢，昼静夜发，发则痛彻入骨；有风腰痛者。岂非悉是风寒湿三气痹而痛乎？曰：《痹论》只寒为痛痹，未闻行痹亦痛。曰：《灵枢·周痹》有衆痹，有周痹，即此云也。又《内经·四时刺逆从论篇》于六经皆云有余不足悉为痹，注曰：痹，痛也。此非人气之邪亦作痛耶？今以一条而举众病，何也？盖因是集有所未备耳！且人身体痛，在外有皮肉脉筋骨之异，由病有不同之邪，亦各欲正其名，名不正将何以施治？如邪是六淫者，便须治邪；是人气者，便须补泻其气；病在六经四属者，各从其气。故制方须宜分别药之轻重缓急，适当其所，庶得经意。

疝

《内经》谓：任脉为病，男子内结七疝，女人带下瘕聚；冲脉为逆里急云云。又云：少阴脉滑，肺风疝；太阴脉滑，脾风疝；阳明，心风疝；太阳，肾风疝；少阳脉滑，肝风疝。由外邪入于木，木阳脏，起动风也，故滑脉曰风。然连称疝者，盖肾肝同居下焦，而足厥阴佐任脉之生化，固[1]肝肾之气并逆，所以肾之阴气为疝，肝之阳气为风。又有茎垂者，身中之机，阴阳之候，津液之道，或饮食不节，喜怒不时，津液内溢，下流于睾，血道不通。血道不通，则俯仰趋翔不便。又巢氏云云，而张戴人非之曰：此俗工所立谬名也。盖环阴器上抵少腹，属足厥阴肝经部分，此是受病之处。或在泉寒胜木气，挛缩禁于此经；或司天燥胜木气，抑郁于此经；或忿怒悲哀，忧抑顿锉；或药淋外固，闭尾缩精壅于此经，与膀胱、肾、小肠了不相干也。且疝者，非肝木受邪，则肝木自甚也。由是于阴疝中亦立七名，曰寒疝、水疝、筋疝、血疝、气疝、狐疝、癫疝也。寒疝，囊冷结缩如石，阴茎不举，或连控睾丸而痛，得于坐卧湿地及砖石，或冬月涉水，或值雨雪或风冷处，使内过劳，宜以温剂下之，久而无子。水疝，肾囊肿痛，阴汗时出，囊肿如水晶，或囊痒搔出黄水，或小腹按之作水声，得之饮水醉酒，使内过劳，汗出而遇水寒，湿气聚于囊中，故水多令人为卒疝，宜以逐水之剂下之。筋疝，阴

---

① 固：嘉庆本作"因"。义胜。

茎肿胀，或溃或脓，或痛而里急筋缩，或茎中痛，痛极则痒，或挺纵不收，或白物如精随溲而下，得之于房室劳伤及邪术所使，宜以降心火之剂下之。血疝，状如黄瓜，在小腹横骨两端约中，俗云便痈，得于重感春夏大燠①，劳于使内，气血流溢，渗入脬囊不去，结成痈肿，脓少血多，宜以和血之剂下之。气疝，其状上连肾区，下及阴囊，或因号泣忿怒气郁而胀，怒号罢则气散是也，宜以散气之剂下之。小儿亦有此疾，俗曰偏气，得于父已年老或年少多病，阴痿精怯，强力入房，因而有此，乃胎病也，此病不治。狐疝，其状如丸，卧则入腹，行立则出小腹入囊中，狐则昼出穴而溺、夜则入穴不溺，此疝出入上下往来，与狐相似，亦与气疝大同小异，今人带钩钤是也，宜以逐气疏经之药下之。癩疝，囊肿缒②如升斗，不痒不痛是也，得之地气卑湿，故江淮湫溏③之间多此，宜以去湿之剂下之。诸下去后，可调则调，可补则补，各量病势，勿执俗法。经谓阴盛腹胀不通者，癩癃疝也，不可不下。虽然戴人既用《内经·灵枢》明堂之论④，只从足厥阴分而不及任脉，盖因力辨阴器属厥阴部分受病，故未暇及任脉也。其治法，因病在下，皆先下之，不问虚实，欠于周悉。丹溪常论睾丸连小腹急痛者，或有形无形，或有声无声，人皆为经络得寒则收引不行而作痛，不知此病始于湿热郁遏至久，又感外寒，湿热被郁而作痛也。初致湿热之由，盖大劳则火起于筋，醉

---

① 大燠（yù 郁）：大，嘉庆本作"火"，义胜。燠，热。
② 缒（zhuì 坠）：悬挂。《说文》："以绳有所悬也。"
③ 湫溏（qiū táng 秋唐）：湫，水潭；溏，水池。
④ 明堂之论：指有关人体经脉循行部位的论述。明堂，指人体经脉。旧称"人体经脉孔穴图"为"明堂图"或"明堂孔穴图"。

饱则火起于胃，房劳则火起于肾，大怒则火起于肝①。火郁之久，湿气便盛，浊液凝聚，并入血隧，流于厥阴，肝木性急，火又暴烈，为寒所束，宜其病甚而暴也。此则发明戴人之未至。又癫疝不离三者之邪，热则纵，寒则痛，湿则肿，须分三者多少而治之。两丸俱病固然也，更有偏于一者。肾有两，分左右，左属水，水生肝木，木生心火，三部皆司血，统纳左之血，肝木之职也；右属火，火生脾土，土生肺金，三部皆司气，统纳右之气，肺金之职也。是故诸寒收引则血泣，所以寒血从而归肝，下注于左丸；诸气膹郁则湿聚，所以气湿②从而归肺，下注于右丸。且睾丸所络之筋非尽由厥阴，而太阳、阳明之筋亦入络也，往往见患偏左则痛多肿少，偏右则痛少肿多，可验也。

一人病后饮水，病左丸痛甚，灸大敦，以摩腰膏③摩囊上，上抵横骨，炙温帛覆之，痛即止，一宿肿亦消。予旧有柑橘积，后山行饥甚食橘、芋，橘动旧积，芋复滞气，即时寒热，右丸肿大。先服调胃剂一二帖，次早注神使气至下焦，觉积动呕逆，吐之复吐，后和胃气、疏通经络而愈。④

内伤

内伤，东垣谓：百病之源，皆由喜怒、饮食、劳役所伤脾

---

① 肝：原作"肺"，据嘉庆本改。

② 气湿：嘉庆本作"湿气"，义胜。

③ 摩腰膏：摩腰膏初见于宋·刘信甫《活人事证方后集·白浊门》，由母丁香、木香、朱砂、藿香、附子、干姜、沉香、桂、生硫黄、白矾（枯）、吴茱萸、雄黄、杏仁、陈皮各一两，麝香、轻粉各一分组成，功能补下元虚败，治白浊。《丹溪心法·腰痛》化裁为附子尖、乌头尖、南星各二钱半，雄黄、朱砂各一钱，樟脑、丁香、干姜、吴茱萸各一钱半，麝香五粒大者，用治老人虚人腰痛、妇人白带。

④ 一人病后饮水……疏通经络而愈：该病案原位于"喉痛"篇下，据文例乙转。

胃而然。其元气、谷气、营气、清气、卫气、生发诸阳之气，此六者皆胃气之别称也。脾胃既伤，则中气不足；中气不足，则不能滋养元气；不能滋养元气，则脏腑之真气皆不足。惟阴火独旺，上乘阳分无形质，元气受病矣！系在上焦心肺之气绝于外，心主荣，肺主卫，故荣卫失守，诸病生焉。此论发热，尽由于内伤也；及河间所言，则又不止此也，曰：天真者，造化之元气也，在身亦得执天机而行六气，分地纪而运五行，巡历周身，生化万物。若调摄适宜，邪不能伤。或忧愁思虑、饥饱劳逸、大惊卒恐，真气耗乱，血气分离，其五行六气遂有愆阳伏阴①兴衰之变，则百病作矣！于是著《原病式》以明其道，取《至真要大论》之病机以为提纲，用五运主病者，以言五脏所属木火土金水之变；用六气为病者，以言三阴三阳所属风寒湿热燥火之气变。在五行，则以金水易衰，火木易盛；在六气，则以湿热相火二气为病独多。至于五行过极，亢则害，承乃制，反兼鬼贼之化，此皆得为内伤发热之病，岂止由于脾胃所始乎？先生不以二家之学自至，益求其未至，乃谓：天之阳大于地之阴，地之阴常不敌夫天之阳。人禀天之阳为气、地之阴为血，所以气常有余、血常不足。比②年四十而阴气已衰半矣，故人不可恣欲以自戕，必保养天和，庶几阴无亏缺，可与阳齐，以终天年。夫天和者，天真元气也，负阴抱阳，元精立其体，元神致其用。苟不摇其精，则体全而用不竭；不劳其神，则用专而体不亏。然精之秘，非惟奉养

---

①愆（qiān 千）阳伏阴：是气候失常的现象。愆阳，亦作"愆旸"，指阳气过盛，冬天温和；伏阴，盛夏中出现的寒气。《左传·昭公四年》："冬无愆阳，夏无伏阴，春无凄风，秋无苦雨。"

②比：及，等到。

天真而已，精秘则阴实。经曰：阴成形，阴实则形全，阴虚则形敝，敝则出入废、升降息，孤阳之气安得不亢而飞越乎？先生尝曰：人因喜怒、劳役、色欲之火，煎熬肾水、枯竭精血而病者十常六七。夫五脏皆属阴而藏精者也，肾又五脏阴气之主，故受五脏之精而藏之。故诸阴精血之病皆本于肾，其输纳之际必详察焉！大抵效仲景八味丸，以五味各入五脏益其精，其中桂、附之辛开腠理、致津液、通气道，输而与之。补肾之法，固不越规矩，然地道之阴虚则天道之阳不降，或阳乱于下而少阴之气不得收藏者，或精绝辟积而不输者，或两肾阴阳自有偏者，必皆揆度①以治。然元气者，在身有根有苗，在太虚②非阴非阳。其根也，自天枢开发，周流上下四方，随其所至以化行者，仲景所谓五脏元真是也。在肝则温化，其气升；在心则热化，其气浮；在脾则冲和之化，其气备；在肺则凉化，其气降；在肾则寒化，其气藏。犹天以一元之气行于四时也。此苗也，各从其本脏之元真而论治。元气所化者不足，则从其所化补之；元真所化者太过，则反其所化泻之。然则论元气独在脾胃者，此重水谷以资天真也。先生兼之受精以全形者，则又重两肾为元精，立寿命本始之地也。钱仲阳于肾有补无泻，正此意耳！二者皆从根本而治也。

中风

中风论治，先生以《内经》正《局方》之非，以湿热内伤补仲景之未备，独以河间、戴人、东垣能发明此三者。河间曰：中

---

① 揆度（kuí duó 奎夺）：揣度，估量。《素问·玉版论要》："揆度者，度病之浅深也。"

② 太虚：天，宇宙。

风瘫痪，非肝木实甚而发中之也，亦非外中于风，由乎平日衣服饮食、安处动止、精魂神志、情性好恶、五志过极，不循其宜，致失其常，久则气变兴衰，而心火暴甚，肾水衰弱不能制之，则阴虚阳实而热气怫郁，心神昏瞀①、筋骨不用而卒倒无所知也。戴人曰：暴僵暴仆，皆属厥阴肝木之无制也。肝木自甚，独风为然，盖肺金为心火所制，不能胜木故耳！东垣曰：凡人年逾四旬，气衰之际，或因忧喜忿怒伤其气者，壮岁肥盛之人形盛气衰者，皆致中风。治法当和脏腑、通经络。或曰：刘、张二氏犹用风药，佐辅泻火之剂，以开郁结，散其风热，今丹溪全然不用，乃从痿治何也？曰：先生但不专于发表伤卫之剂，至若鼠粘子之散支节筋骨、咽喉风热毒，起阴气、通十二经脉者也，则于是症尝用之。虽作痿治，然于散肝木之风，解郁结之热，皆在其中矣！其大法：泄心火则肺金清而肝木不实，故脾不受伤；补肾水则心火降而肺不受热。脾肺安则阳明实，阳明实则宗筋润，能束骨而利机关矣！复以东垣所治，黄柏与黄芪等补药为佐辅，有兼痰积，有热多，有湿热相半，临病制方，无一定之法，善于治痿者乎！窃论阳明者，胃脉也，胃乃水谷之海。经曰：人以胃气为本，无胃气则死。盖元精、元气、元神不可一日无水谷以养之，其水谷药石入胃，而气属阳、味属阴。属阳者，则上输气海；属阴者，则下输血海。二海者，气血之所归，五脏六腑、十二经脉皆取资于此。故二海盈溢，则一身内外气血皆充足矣。气充则荣卫流行，而手足百骸之力涌出矣；血充则冲脉引以渗灌于溪谷，而四属九窍各为之用，而带脉得以约束十二经脉，不至于缓

----

① 瞀（mào 冒）：昏瞆。

纵痿弱矣。先生用是以治中风瘫痪缓弱之病，可为法于后矣！严氏必先理气为说，是不识气因火而冲，反用辛温助火散气，误人多哉！

暑

《金匮要略》云：太阳中暍，发热恶寒，身重而痛，其脉弦细芤迟，小便已洒然毛耸，手足逆冷，小劳身即热，口开前板齿燥。若发汗则恶寒甚，加温针则发热甚，数下之则淋甚。其人汗出恶寒，身热而渴，白虎加人参汤主之；其人身热疼重而脉微弱，此夏伤水，水行皮中所致，瓜蒂散主之。东垣分暑病有二：或避暑深堂大厦，静而得之，名中暑。中暑，阴症也，必头疼恶寒，身形拘急，支节疼痛而烦心，肌肤火热无汗，当用大顺散①以发散是也。若行人、农夫于日中劳役，动而得之，名中热。中热，阳症也，为热伤元气，必苦头痛，发燥热，恶热，扪之火热，大渴引饮，汗大泄，无气以动，乃天热外伤肺气，苍术白虎汤主之是也。举此二方以为例耳，非令人执守之也。《别论》有先因劳役、饮食、虚损、脾胃宿疾之人，遇暑将理失宜，违时伐化，必困乏无力，精神短少，气弱气促，似喘非喘，诸阳虚之症不一而见，甚则传于肾肝，诸痿厥之病作矣，为脾主四肢故也，制黄芪人参汤主之。在长夏湿热之令，有清暑益气汤主之，随症加减。盖此劳与行人之劳何异？此之饥饱于人宁无饮食之虚损者哉？岂非人参、黄芪可与白虎汤相参合一、迭相为用耶？虽在脾

---

① 大顺散：出宋《太平惠民和剂局方·附指南总论·论中风证候》，由甘草、干姜、杏仁、肉桂组成，主治冒暑伏热，引饮过多，脾胃受湿，水谷不分，清浊相干，阴阳气逆，霍乱吐泻，脏腑不调。

胃先损，后或受暑热之胜，至大渴引饮、烦闷肌热，亦必于黄芪人参汤中加石膏、知母为佐可也。经曰：火淫所胜，治以辛寒，以甘泻之。石膏味甘辛寒，治暑热伤脾肌热之功他药所不及。然而清暑益气汤治暑而无石膏何也？因脾胃虚损，当夏令火热而病，非中其热；又胃弱不耐石膏之寒降，恐生发之气不升故耳！或暑热乘虚而感之，又安得不用其为佐乎？若中热者，虽以白虎为主，或元气虚甚，亦安得不用参、芪为佐乎？

注夏

先生谓阳有余阴不足，若恣欲泄精无度，至夏必阳气轻浮，有头痛、脚软、食少、发热之患，即注夏也。注者，灌也。先因阴虚不胜夏令暑热，灌之其病则剧，非中热也。仲景谓劳之为病，其脉浮大，手足烦，春夏剧、秋冬瘥是也。东垣所谓脾胃元气先损，至夏而病作，用黄芪人参汤，亦注夏也。盖暑热之气，不止伤阴，而亦损阳。东垣治损阳者，重在于胃，以气为要；先生治伤阴者，重在脾肾，以精血为要。精藏于肾，血化于脾，皆阴脏也。注夏之名固同，及分阴阳用药则不可同也。治阴虚者，非质重味厚属脾胃之君药，安能固其阳根而敛其轻浮之气乎？

暑风

暑风即中暑也，可用吐法。其人必内先有火热痰实，因避暑纳凉，风入袭之，郁而成病，或身热，或昏冒。是以用吐，吐中有汗，火郁得汗则解，风得汗则散，痰得涌则出，一举三得。此先生当时治挟痰者，非通治暑风之大法也。无所挟者，惟宜汗散。

湿

有天之湿，雾、露、雨是也，天本乎气，故先伤[1]表之荣卫；水、泥，地之湿也，地本乎形，故先伤皮肉筋骨血脉；酒水、乳酪，饮食之湿也，胃为水谷之海，故先损脾胃；有汗液之湿，亦气也，只感于外；有气之湿，属足太阴[2]所化者也。治天之湿，当同司天法，湿上甚而热者，平以苦温，佐以甘辛，以汗为效；治地之湿，当同在泉法，湿淫于内，治以苦热，佐以酸淡，以苦燥之，以淡泄之；饮食之湿，在上者吐之，在中者夺之，在下引而竭之；汗液同司天治。惟人气属太阴脾土所化之湿者，在气交之分，与前四治有同有异。何则？土兼四气，寒热温凉，升降浮沉，备在其中。脾胃者，阴阳地位，更虚更实，更从更逆。是故阳盛则木胜，合为风湿；至阳胜则火胜，合为湿热；阴盛则金胜，合为燥热；至阴胜则水胜，合为寒湿。为兼四气，故淫泆[3]上下中外，无处不到。在上则呕吐、头重、胸满；在外则身重、肿胀；在下则足胫跗肿、中满痞塞。当随其上、中、下、外，兼寒、热、温、凉以为佐使。至若先因乘克以致脾虚津积而成湿者，则先治胜克之邪；或脾胃本自虚而生湿者，则用补虚为主；或热郁而成湿者，则以散热为要；或脾胃之湿淫泆，流于四脏筋骨皮肉血脉之间者，大概湿主痞塞，以故所受之脏气涩，不得疏通，故本脏之病因而发焉。其筋骨皮肉血脉受之，则发为痿痹，缓弱痛重，不任为用，所治之药各有所入，凡切于

---

① 伤：原作"生"，诸本同，据医理和文例改。

② 阴：原作"阳"，诸本同，据医理和文例改。

③ 淫泆（yì 意）：亦作"淫佚"。恣纵逸乐。引申为四处蔓延。

治，便为要药，岂苍术一味尽可用哉！先生宁肯语此以示人也。湿淫诸症治药，并在各病条下。

郁病

郁病多在中焦。六郁例药，诚得其要。中焦者，脾胃也。胃为水谷之海，法天地，生万物，体乾坤健顺，备中和之气，五脏六腑皆禀之以为主，荣卫天真皆有谷气以充大。东垣谓人身之清气、荣气、运气、卫气、春升之气，皆胃气之别称。然岂尽胃气，乃因胃气以资其生。故脾胃居中，心肺在上，肾肝在下。凡有六淫、七情、劳役妄动，故上下所属之脏气，致有虚实克胜之变。而过于中者，其中气则常先四脏，一有不平，则中气不得其和而先郁。更因饮食失节，停积痰饮，寒湿不通，而脾胃自受者，所以中焦致郁多也。今药兼升降而用者：苍术，阳明药也，气味雄壮辛烈，强胃健脾，开发水谷气，其功最大；香附，于阴血中快气药也，下气最速。一升一降以散其郁。抚芎，手足厥阴药也，直达三焦，俾生发之气，上至头目，下抵血海，疏通阴阳气血之使也。然此不专开中焦而已，且胃主行气于三阳，脾主行气于三阴，脾胃既有水谷之气行，从是三阴三阳。各脏腑自受其燥金之郁者，亦必用胃气可得而通矣；天真等气之不达者，亦可得而伸矣。况苍术尤能径入诸经，疏泄阳明之湿，此六郁药之凡例，升降消导，皆自《内经》变而致之，殆于受病未深者设也云云。下郁乃燥之别名，属肺金之化。治郁之法，有中外四气之异：在表者汗之；在内者下之；兼风者散之；热微者寒以和之，热甚者泻阳救水，养液润燥，补其已衰之阴；兼湿者审其湿之太过不及，犹土之旱涝也。寒湿之胜，则以苦燥之，以辛温之；不及而燥热者，则以辛温①之，以寒调之。大抵须得仲景治法之要，各守其经气而勿违。

火

脏气有实有虚。若阳盛水衰而动者，则从河间治法，泻热救水；若阳虚不足而动者，则阳愈虚，当从东垣，必补胃气，次泻其火。阳虚不安其位而火乘于阴，依东垣自阴升阳提而出之；阳盛入于阴者，遵仲景下之；阴虚不胜夫火动者，用先生益精血、壮肾水以安之。或脏气盛与火齐发，先泻其盛；本脏气血不足，先补其虚，次泻其火；火与气相持，郁伏不行，则发脏气云云。其半则散火为主，脏气郁其火。

溺血

大抵溲血、淋血、便血三者，虽前后阴窍所出不同，然于受病则一，故治法分标本一也。其散血、止血之药无下数十品，惟引导佐使各走其乡者小异耳。溺血为热客下焦，《本草》何乃用菟丝子、肉苁蓉、续断、鹿角辈温补壮阳为主？《内经》谓：邪之所凑，其气必虚。东垣谓：火与元气不两立，一胜则一负。火者，热也。肾气因热而走，亦必用是脏真之药，始可补其虚，以固卫气之散走也。气血相须为用，又何疑乎？

痰饮

《内经》有脾胃湿土太过，为积饮痞膈与饮积于中者数条，

---

① 辛温：诸本同。据医理当作"甘润"。

未有痰之名也。至仲景始分饮为四：一曰痰饮，二曰悬饮，三曰溢饮，四曰支饮。而痰之义始见河间，分五运六气之病，于火淫条下则云：中风、风癫[1]等病痰涎，因水衰热甚，津液涌溢，聚于胸膈，热燥以为痰涎，初虞世[2]言涎者，乃遍身之脂脉津液。于湿土条下云：湿气自甚，则为积饮痞膈，中满霍乱。又云：喘嗽之痰，为因外感风寒，寒化为热，热则生痰。张戴人谓：留饮一症，不过蓄水而已。又谓：四饮者，观病之形状而定名也。其来有五：有膹郁而得之者，其气抑郁不伸，则肝气乘脾，脾气不濡，故为留饮；有劳役乘困饮水，脾胃力衰，因时睡卧，不能布散于脉，亦为留饮；肝主虑，久虑不决则肝气不行，脾主思，久思不已则脾气结，亦为留饮；饮酒过多，以乘燥金，胞不渗泄，亦为留饮；隆暑津液焦涸，喜饮寒水过多，逸而不动，亦为留饮。又谓痰有五：曰风痰，曰热，曰湿，曰酒，曰食五者。先生遵张、刘之说，谓痰饮之初起也，或饮食不谨，或外伤六淫，或内感七情，或食味过厚，皆致谷气不升资发，荣卫先郁滞而成膈热，故津液不行，易于攒聚，因气成积，积气成痰。痰饮既聚，辗转传变，生病不一，为呕吐，为反胃，为喘满，为咳逆，为膈噎，为吞酸，为嘈杂，为膨胀，为痞，为痛，为泄利，为不食。冲上，为头痛，为眩晕；溢下，为足肿，为癫疝；散于表，为寒热，为胕肿，为肢节痛；聚于心为狂，为癫昏仆，为不语。凡人之病，皆痰为邪，此数家叙痰为病之始末也。后世论治痰饮，必得温乃行，及有痰因火热反见水化而觉其冷，乃不知其热也。先

---

① 风癫：嘉庆本作"风癫"，存疑。
② 初虞世：北宋著名医学家，约公元 1037—1100 年，字和甫，著《古今录验养生必用方》3 卷。

生故多不取，独称长沙①治四饮之法，可表者汗之，可下者利之，滞者导之，郁者扬之，热者寒之，寒者温之，塞者通之，虚者补而养之，深得《内经》各随攸利所治之意。窃谓痰饮之先，有生于脾胃，有生于六经，所起不同，若论感邪与为病之形症则一也。至于治之，必先从其邪之所起，而后及于病之所止。曰：痰饮因太阴湿土之化，生于脾胃，宁不生于六经乎？初虞世谓涎为遍身之脂脉津液也，此非六经中之津液灌注于内外者欤？原其在经脉之由，即《内经》所谓：饮入于胃，游溢精气，散精于脾，上归于肺，通调水道，下输膀胱，水精四布，五经并行。又谓：水入于经，其血乃成。谓五脏化五液：心为汗，肝为泣，肺为涕，脾为涎，肾为唾。故经脉之津液与血者，皆四布水精之所化。然经脉以胃气为本，则其所化亦六经中胃气土德之冲和者以成之，由是同归乎湿，滋育百体者矣。苟不善于化，则水积不行，亦如湿漂之为害。故其水盛与血杂混，而不滋荣气之运，或不化液而不从卫气之用，聚于经脉以为病，冷则清如其饮，热则浊如其痰，设值风火之迫，则涌溢而起，无处不到，痰饮为病莫大于此。

---

① 长沙：即张仲景，别称"张长沙"。

小儿门①

小儿脉法②

小儿脉当以大指按三部。一息六七至为平和，十至为发热，五至为内寒。紧为风痫，沉缓为伤食，促急为虚惊，弦急为气不和，沉细为冷，浮为风，大小不匀为恶候、为鬼祟，浮大数为风、为热，伏结为物聚，单细为疳劳。凡腹痛、喘、呕而脉浮者，为有虫；浮而迟潮热者，胃寒也，温之则愈。

歌曰：小儿脉紧风痫候，沉缓食伤多吐呕。

弦急因知气不和，急促虚惊神不守。

冷则沉细风则浮，牢实大便因秘久。

腹痛之候紧而弦，脉乱不治安可救？

变蒸之时脉必变，不治自然无过谬。

单细疳劳洪有虫，大小不均为恶候。

脉浮而迟有潮热，此必内寒求内寇③。

泻利浮大不可医，仔细酌量宜审究。

小儿未可辨脉者，俗医多看虎口中纹颜色与四肢冷热验之，亦有可取。

歌曰：紫风红伤寒，青惊白色疳，

---

① 小儿门：原缺，据文例补。
② 小儿脉法：原缺，据文例补。
③ 内寇：嘉庆本作"温受"，义胜。

黑时因中恶，黄则困脾端。

鼻冷定知是疮疹，耳冷因知风热症，

遍身皆热是伤寒，上热下冷伤食病。

人若以此色、脉参佐验之，所得亦过半矣。

小儿病多是食积、痰热、伤乳，大抵肝与脾病多。又云：小儿多肝病，大人亦然。肝只是有余，肾常是不足。

蛔虫

或脏腑虚弱，或食甘肥则虫动，动则腹中痛，发作肿聚，往来上下，痛不休止。上攻心痛，口喜吐涎及清水，贯伤心者死。其脉，凡腹痛法当沉弱而弦，今反洪大则是虫也。仲景用乌梅丸治之。诸杀虫药皆可疗，使君子尤良。蛔虫束行，吴茱萸根尤胜。

丹瘤 [①]

丹瘤即《内经》丹熛，由其丹之流走，故名。丹瘤，古方所谓赤游肿，因肌肉虚，为风毒热气所乘，搏于气血，则肌肤赤而肿起，其风随气行不定，故名。赤游肿俗谓之瘤，由风热发丹，流走经络，散发肌表，如丹之赤，如火之烧也。若遍身发赤，曰天火丹之类三十余条。治法随其所在而镰之，泄去毒气，不尔则丹毒入腹，近心则死。但初发心头者，不可镰尔！用药内饮、外

[①] 丹瘤：即丹毒，现代医学认为本病是由链球菌感染引起的发生于皮肤和黏膜网状淋巴管的急性炎症。《素问·至真要大论》称"丹熛"；《诸病源候论·小儿杂病诸候》称"赤游肿"，又称"天火丹"；《儒门事亲·疮疖瘤肿》称"丹瘤"；《素问玄机原病式·六气为病》称"赤溜"，也有称"流火"的。其中，"赤游肿""天火丹""丹瘤"多特指小儿丹毒。

敷各有方，大抵散风热、和气、活血、凉肌而已。《原病式》亦曰：赤溜，热胜气也，火之色，相火主之。游肿、熛、赤溜，一也。

脱肛脱囊

脱肛，因下痢肠虚冷兼用驱气[①]故也。脱囊者，阴核[②]肿大坠下即溃也，小儿多因啼怒驱气云云，阴气结聚不散所成也。阴气者，厥气也。二气下流，纳于厥阴，与大人之溃治法无异。大抵囊因寒则缩，因热则纵，因湿则重也。

木舌

心气蕴热，上[③]气随脉上至于舌，则血脉胀起，渐肿满口塞喉。若不急治，便至危殆。宜先砭射，用紫雪、朴硝、蒲黄之属饮之。

解颅

钱仲阳用地黄丸补其肾，与此不同而实同也。

夜啼

夜啼即惊啼，由风邪乘心，心藏精神[④]，神不定故卧不安也。夜啼，脏冷故也。夜，阴气盛，与冷相搏则冷动，与脏气相并，

---

① 驱气：指用力屏气努撑使腹腔压力增加，与现代医学"结肠驱气试验"同理。
② 阴核：指阴囊。
③ 上：四库本和嘉庆本作"热"，义胜。
④ 神：原脱，据四库本补。

或烦或痛，故夜啼；亦有触犯禁忌而啼，可以法术断之。躽[1]啼者，胎伤风冷，邪气与正气相搏则腹痛，故躽胀蹙而啼。大率治惊啼，则以清肝心、镇神安魂之剂；治夜啼，则以温平和利气血之剂；治躽啼亦然。《三因》以夜啼有四：曰寒，曰热，曰重舌口[2]疮，曰客忤。腹痛，其啼面青白，口有冷气，腹亦冷，曲腹[3]而啼，此寒症也；心躁[4]面赤，小便赤，口中热，腹暖，啼或有汗，仰身而

啼，此热症也；若重舌口疮，则要乳不得，口到乳上即啼，身额皆微热，急取灯照口，若无疮，舌必肿也[5]；客忤，见生人之气，忤犯而啼也。治冷症，以大蒜、乳香和丸服；热症，以灯花散；重舌以炒蒲黄掺舌，口疮以牡蛎、甘草掺口中；客忤，以灶中土、蚯蚓粪，水和涂儿头上及五心。由此而言，方不在备也。

斑疹

受胎七月，其形已成，食母秽液入儿五脏，至十月满胃脘中。生时口中有不洁，以手拭净则无疾病，以黄连汁压之，乃下脐粪及秽液也云云。

内一脏受秽，乃出疮疹，疮疹未出，五脏皆见病症。初欲病时，先呵欠、顿闷，肝也；时发惊悸，心也；乍凉乍热，手足冷，脾也；面赤，腮颊赤，嗽嚏，肺也；惟肾在脏腑下，不能食

---

① 躽（yǎn 掩）：原作"躯"，诸本同，据《诸病源候论·小儿杂病诸候三·躽啼候》改，下同。躽，身体前倾。

② 口：原作"曰"，诸本同，据《三因极一病证方论·夜啼四证》改。

③ 腹：诸本同。《三因极一病证方论·夜啼四证》作"腰"，义胜。

④ 躁：原作"燥"，诸本同，据《三因极一病证方论·夜啼四证》改。

⑤ 若重舌口疮……舌必肿也：此33字原脱，诸本同，据《三因极一病证方论·夜啼四证》补。

秽，故无候也。

凡五脏毒，若去归一症，肝则水疱，肺脓疱，心斑，脾疹，惟肾无症。疮黑属肾，由不慎或内虚也，用抱龙丸数服愈，以其别无他候故也。

又疮疹因小儿真气既盛、正气既旺，邪无所容故，是以或因寒之伤表、或伤里，斑由是生焉。中外皆和，其斑自出。至于未显时，外伤者，升麻汤主之；内伤者，枳术丸；若伤冷湿，神应丸；恶寒者，宜防风苍术汤发之表；大热者，夺之。通言三阳，阳盛则必气上行。大渴者，白虎汤；小渴者，凉膈散。大便秘结，桃仁承气汤下之，四顺饮子、柴胡饮子，察其在气在血。小便不通，导赤散、八正散之类，求上下二焦何经用之。惊者凉惊丸，重者泻青丸。泄者治分寒热，寒则异功散、四君子汤，热则泽泻茯苓汤。已显斑症①出皮肤时，如出不快，化斑汤；出太多，犀角地黄汤、地骨皮鼠粘子汤。咽喉不利，甘桔粘子汤；烦者，甘桔栀子汤；肺不利，紫草茸甘草枳壳汤。太阳出不快，荆芥甘草防风汤；四肢出不快，防风芍药甘草汤。或发不透、倒靥黑陷，极为厉害，紫草、木通、甘草、枳壳、黄芪等分服之。斑疹遗毒，或肝虚入眼，或肺虚为疥癣，或为痈疖。发在骨节，肾虚也；发在肌肉，脾虚也；或在筋，或在头面，或齿㿠蚀、咽喉肿痛，各随本经而见，皆毒蕴积而成，由其始不早治，或医者之失时也。斑疹脓不焦，此末治失清凉也，察何经而凉之，或下之而成大肃之气②，则必不致脓而不痂矣！

---

① 症：嘉庆本作"疹"，义胜。
② 大肃之气：指阳气严重虚损。肃，衰落，萎缩。

斑疹[①]，以疮发焮肿于外，属少阳三焦相火，谓之斑；以屬行于皮肤之中不出者，属少阴，谓之疹云云。

东垣谓太阳寒水起于右肾之下，煎熬左肾，足太阳膀胱寒水夹脊逆流，上头下额，逆手太阳丙丁火不得传道，逆于面上，故显面赤诸症。盖壬癸水克丙丁也，斑症皆从寒水逆流而作。夫胞者，一名赤宫，一名丹田，一名命门，主男子藏精施化，女人系胞受胎，俱是化生之源，非五行也，非水亦非火，天地之异名，象坤土之生万物。

夫人始生，血海始净，一日二日，精胜其血则为男子；三日四日，血海已旺，精不胜血则为女子。乃二物相搏，常先身生谓之神，又谓之精，释道以为本来面目是也。其子在母腹中，十月之间，随母呼吸，母呼亦呼，母吸亦吸者，阳气也，而主动作，滋益精气神，饥渴食饮母血，儿随日长，皮肉、筋骨、形气、血脉俱足；十月降生，口中尚有恶秽，啼声一发，随吸而下，复归命门胞中，僻于一隅，伏而不发，直至内伤乳食，湿热之气下流合于肾中，二火交战，营气不从，逆于肉理，恶血乃散发。

诸斑疮皆出于膀胱壬水，其疡溃后，坏肉理归于阳明，此皆从足太阳传变中来。当外发寒邪使令消散，内泻二火不令交攻其中，又令湿气上归，复其本位，可一二服立已，曰消毒救苦汤。

又谓斑疹皆营气逆而寒覆其表，宜以四味升麻汤加归身、连翘；如肺成脓，斑先显，喘嗽，或气高而喘促，加人参、黄芩以泻伏火而补元气；如心出小红斑，先血溢、惊悸，加黄连；如命门出隐疹，先必骨疼身热，其痛不敢动摇，少加生地黄、黄柏。

---

①斑疹：该段文义引自刘完素《素问病机气宜保命集·小儿斑疹论》。其论"斑"与"疹"之医理鉴别似有误，当隐于皮下者为斑，高出皮肤者为疹，存疑。

诸疹先因乳食伤，脾胃不足，营气逆行，虽火势^①内炽，阴覆其表，以四味升麻汤发之随妥，皆本仲景分经络、辨气血、定表里，如伤寒而用耳！

戴人谓疮疹从胎毒而出者，三焦少阳相火之为也。症发与伤寒兼行，必先发热恶寒，头项痛，腰脊强，从太阳传至四五日始发，先从两胁下有之，次及身表，渐及四肢。经曰：少阳客胜，丹熛外发；诸痛疮痒，皆属心火。岂有寒乎？初头痛，身热恶寒，此发疮疱之候，脉皆浮大有力，亦与伤寒、时气、惊风、宿乳一概难辨。宜先解之，有二法：亢阳炎热之时，以辛凉解之；久寒凝冽之时，以辛温解之。辛凉，凉膈、通圣散之类；辛温，升麻、葛根之类。二法之后，次以白虎加人参，冷服之勿辍，盖防疮疹发喘。人参止喘，四时皆宜，用以救肺金受火邪致不足也。或出不匀，大小不齐，以蝉壳烧灰，淡酒调服，不半日即匀；或用百祥丸、柴甘饮子皆可；服至六七日^②疮疹出全，可用调胃、凉膈下之。每治黑陷腹内，喘乏死病者，白虎加人参，凉膈加当归、桔梗，连进数服，使卧凉处，以凉水灌其面目手足，使循经而入，如醉而醒，是亦开结散郁之端，如此救活甚多。宋陈文中以疮疹发迟倒陷等病，用木香散、异功散大热发之，岂宜例用？诸说不同。钱氏谓内外所伤，感其胎毒为当；李氏谓皆因内伤者，不若钱氏以先微寒入而成疮疹之一语为该^③内外也。治是症者，果二火热盛，泻之分气血、表里，辨时令寒热、禀质壮怯、病状轻重，随宜用药，初无执一之说。

---

① 势：嘉庆本作"热"，义胜。
② 六七日：嘉庆本作"七八日"，存疑。
③ 该：包括一切；尽备。

此篇所叙，举其大概耳！其详非笔舌可尽。

惊

急慢惊风病机，以一言统之，谓：诸热瞀瘛，诸病惊骇，皆属于火云云。《方论》：急惊为阳痫，慢惊为阴痫。治法清心、凉肝、安神、定魄，用辰砂、牛黄、吊藤、芦荟、全蝎、天麻、龙齿、虎睛[①]、南星、腻粉[②]、脑[③]、麝之类。钱氏谓：急惊属腑受病，热客于心膈[④]，少阳相火旺，热则生风，闻木音[⑤]而作，盖风木得火而发搐，火得邪风而动，用利惊丸、导赤散、泻青丸、地黄丸，搐止宜[⑥]服安神丸。慢惊属脏受病，盖因吐泻病久，脾胃虚损，不早治而成也，瘛疭似发搐不甚搐，因脾胃虚损，大便不聚，当去脾间风，先以利道，后用使君子丸、益黄散，则利自止矣！若脾胃俱虚，被肝木所胜为慢惊，用温补羌活膏。

五福丸治急惊风，生蚯蚓一条，研烂，入五福化毒研如泥，薄荷汤化下。

有发搐，潮热于寅卯辰位，是肝症，补肾水以制心火，泻肝木以止搐；潮热于巳午未者，心热也，导赤散，泻青丸泻肝，益

---

① 虎睛：为猫科动物虎的眼睛，具有镇惊、明目作用。1988 年 12 月 10 日国务院《国家重点保护野生动物名录》批准虎为国家一级保护动物，虎睛不再入药。

② 腻粉：又称轻粉、水银粉、汞粉，化学成分为氯化亚汞（Hg_2Cl_2）。辛，寒，有毒，主要外治用于疥疮、顽癣、臁疮、梅毒、疮疡、湿疹。

③ 脑：即冰片，又名片脑、艾片、龙脑香、梅花冰片、羯布罗香、梅花脑、冰片脑、梅冰等，是由菊科艾纳香茎叶或樟科植物龙脑樟枝叶经蒸汽蒸馏并重结晶而得。辛、苦，微寒，可用于闭证神昏、目赤肿痛、喉痹口疮、疮疡肿痛等的治疗。

④ 心膈：《小儿药证直诀·脉证治法·急惊》作"心胃"，《证治准绳·幼科》引张洁古云作"心肺"。互参。

⑤ 木音：《小儿药证直诀·脉证治法·急惊》作"声非常"，《证治准绳·幼科》引张洁古云作"大声"。当指各种能引起惊搐的怪异声音。

⑥ 止宜：原脱，诸本同，据《证治准绳·幼科》补。

黄散补脾；夜发，因大病后脾胃虚，补脾凉心。伤风发搐，口中热，呵欠，顿闷急绝，手足摇，亦阴阳二症，有汗无汗，用大青膏、小续命汤之类；伤食发搐，煎羌活防风汤化下大青膏，后用白饼子下其食，渐已，调中丸、异功散养其气。由是，急慢惊风即为痫也。

先生治痰有轻重，未尝独用吐涌。若小儿胎气弱，色白、骨细、肉软、声微者，必用补气血兼治其惊。脏腑坚壮，痰壅不得已而吐，未常例施。小儿少火纵盛，阴气未壮，不当攻击。

《内经》谓：肝肾虚者，脉急为受寒，肝不足者皆发惊候，必随所变而治。

予述诸书五邪补泻，与先生之法而参用。

疳

疳有五，皆以肥美而得之，故曰疳。五脏所受不同，在肝为风疳，在心为惊疳，在脾为食疳，在肺为气疳，在肾为急疳。五疳之外，十二经气血所受变状不一，复有惊绝疳、干疳、漏疳、脑疳、绝急疳、无辜疳、齿疳、浊疳、痢疳、慝疳、五疳出虫等候云云。数百方中虽有攻补，终无先后设施与相兼分轻重而治的然[①]之法，所治五疳，亦未见有分五脏补泻之药，且宜于金者不宜木，宜于火者不宜土。五脏升降浮沉之气，寒热温凉之性，不及则顺而调之，太过则逆而治之。

吃黄土，因脾经湿热，故口失味也。宜用干黄土些少，碾细，炒过浓煎，黄连汤调服，或作丸服亦妙。

---

① 的然：事实明白显然。《礼记·中庸》："故君子之道，暗然而日章，小人之道，的然而日亡。"

小便不通，灸内关三壮立通。

妇人门

安胎、固胎、养胎，必当察其由来之邪，分其胎之所损在气在血何者之虚，其胎与母受病孰先孰后，方制君臣佐使各适其宜，岂可守已定之方执而不通耶！

恶阻病与胎化不成

恶阻病与胎化不成何如？曰：一月始形，二月始膏，三月精血始化为胎，男女分矣。所谓恶阻与胎之成否，皆在三月相火化胎之时。恶阻者，由相火化精血为胎，而子宫秽腐因火冲逆，上攻于胃，有伤其味，故食不得入，津液亦不化，停积为痰、为饮、为呕吐，此以子宫秽气所阻其食，故名恶阻。前人未明相火之道，故只言由中气壅实，故恶闻食气。

若夫不成胎者有二焉：一为母身之天真不足以化其胎，一为父精不足，皆致子宫与天赋凝结之真不全。故在三月则化不成形也。有当时即漏下者，有待十月如产者。

一妇年三十余，或经住，或成形未具，其胎必堕。察其性急多怒，色黑气实。此相火太盛，不能生气化胎，反食气伤精故也。因令住经第二月，用黄芩、白术、当归、甘草，服至三月尽止药，后得一子。

一妇经住三月后，尺脉或涩，或微弱，其妇却无病，知是子宫真气不全，故阳不施、阴不化，精血虽凝终不成形，至产血块，或产血胞。

一妇腹渐大如怀子，至十月，求易产药。察其神色甚困，难与之药，不数日，产白虫半桶。盖由妇之元气大虚，精血虽凝不能成胎，而为秽腐蕴积之久，湿化为热，湿热生虫，理之所有。亦须周 ① 十月之气发动而产，终是不祥，其妇不及月死。湿热生虫，譬之沟渠污浊积久不流，则诸虫生于其中矣！

产难

或先漏去血而脏燥，或子脏宿挟疹病，或始觉腹痛，先惊动秽血早下，致子道干涩，产妇力疲，皆令产难。其横生、逆产，皆因用力太早，儿转身未竟故也。若秽露尽而胎横燥，子不得出，必死于腹。下胎之方，不过瞿麦、车前之属。润燥者牛酥、白蜜。又古方下死胎而用寒热药，盖有意 ② 焉。或因漏血尽子死，或撷 ③ 扑内伤子死，或久病胎萎子死。若此类脏腑气寒，胎血凝聚，湮于死子，气不升降，所以难产，宜附子汤温其内，仍热熨覆脐腹腰胁于外，使恶血渐动，盖附子皆破寒堕胎，故胎必下；或热病温疟之类，胎受热毒，内外攻逼，因致产难，宜承气汤。

产难有五不治：一腹底不觉疼；二抱着脚，足垂軃 ④ 无力；三病未退，遍身不暖；四脏腑泄吐清涎及沫不止；五项筋展舒无力，皆不治。死胎血凝，腹必胀大，宜硝石、水银、硇砂，三药

---

① 周：整个，完整，满。

② 意：嘉庆本作"故"，义胜。

③ 撷（diān 颠）：同"跌"。

④ 軃（duǒ 朵）：下垂。

性味不惟使胎化烂，辅以行血顺气，必下矣！

膏粱之妇，多食肥美而生内热，则肾之阴水不足以养胎而胎萎弱，运动不健，所以阴虚阳盛，而气不降则胎不下；又或安逸久坐久卧皆伤其气，则气衰血滞，因此母之气虚不能送胎，胎气弱不能翻转，故胎亦难下；悲忧离情[①]，气必郁结，血随气行，气郁血必滞，故亦难也。下胎之药，必分气结与气血弱而治。余每于膏粱、安逸之妇将产时无他症者，必用参、术、芎、归、甘草、芍药、黄芩、大腹皮。气虚甚者服此，使子母气健。及期，加益母草，与一二服，不生余症。忧悲气结气郁甚者，加枳壳、砂仁、香附。大抵使子母气血健运，不惟使胎速下，且使产后无虚损病也。又有脾胃中气不足，气血二海、冲任之脉不得禀水谷气，致难产者，得参、术补气血药以助之，则水谷荣卫之气流行，而产自易矣！岂独守难产之病概与下胎之药而已哉！

附录[②]

变蒸

变蒸以长血气。变者，上气；蒸者，体热。

亦有轻重。轻者体热微惊，耳冷，髋亦冷，上唇有白疱如鱼目珠子，微汗出，近者五日而歇，远者八九日乃歇；重者，体壮

---

① 离情：指绝离情欲，或别离的情绪。

② 附录：此标题原缺，据文例补。

热而脉乱，或汗，或不汗，不欲食，食辄吐哯[①]，无所苦也。

十变蒸时，白睛微赤，黑睛微白，亦无所苦，蒸毕目自明矣。先变五日，后蒸五日，十日热除。变蒸之时，不欲惊动，勿令旁边多人。变蒸有早有晚，依时如法者少也。

初变之时，通日数热甚不歇，用肝黑散；发热汗不止，服紫霜丸，少瘥便止。变蒸时遇寒加之，则寒热交争，腹痛娇啼不止者，慰之则愈。变蒸为[②]温壮伤寒相似，若身热、耳热、髋热，此乃他症，非变蒸也。

其变蒸日数，从初生至三十二日一变，六十四日再变，比三百二十日而十变；五蒸为小蒸，后六十四日为大蒸，凡四蒸。总积五百七十六日，而变蒸足气血就也。

其变蒸，运动于阴阳之间者，少火也。少火运动，遂有生新推陈之功，气血之新者既生，何胎毒不散之有？

许衡与李才卿等论梁宽甫病证书[③]

许先生论梁宽父[④]病右胁肺部也，咳而唾血，举动喘逆者，肺胗[⑤]也；发热，脉数，不能食者，火来刑金，肺与脾俱虚也。肺脾俱虚而火乘之，其病为逆。如此者，例不可补泻，若补金则虑金与火持而喘咳益增，泻火则虑火不退位而痃癖[⑥]反盛，正宜

---

①哯（xiàn 现）：不作呕而吐，亦泛指呕吐。《说文》："不呕而吐也。"又《广韵》："小儿呕乳也。"

②为：当作"与"。

③许衡与李才卿等论梁宽甫病证书：本篇取自元代许衡《鲁斋遗书》卷八之"与李才卿等论梁宽甫病证书"。此篇标题原缺，据文例补。

④父：《鲁斋遗书》作"甫"。父同"甫"。

⑤胗（zhēn 珍）：《三苍》谓：胗，肿也。

⑥痃癖（xuán pǐ 旋痞）：病名，胁肋部时有筋脉攻撑急痛的病症。

补中益气汤先扶元气，少以治病药加之。闻已用药而未获效，必病势苦逆而药力未到也，远期秋凉庶可复耳。盖肺病恶春夏火气，至秋冬火退，只宜于益气汤中随四时升降寒热及见有症增损服之。或觉气壅，间与加减枳术丸；或有饮，间服《局方》枳术汤①。数日逆气少回，逆气回则治法可施，但恐今日已至色青、色赤及脉弦、脉洪，则无及矣。病后不见色脉，不能悬料②。以既愈复发言之，惟宜依准四时用药以扶元气，庶他日既愈不复发也。其病初感必深，且所伤物恐当时消导尚未尽，停滞淹延③变生他症，以至于今，宜少加消导药于益气汤中，庶可渐取效也。

杂合邪治法

丹溪曰：杂合邪者，当以杂合法治之。譬如恶寒发热，得之感冒，明是外邪；脉得浮数而气口又紧盛，明是食伤；病者又倦怠，重按其脉俱有豁意，而胸膈痞满牵引两胁，轻取其脉又似乎弦，此又平时多怒，肝邪所为也；细取左尺又似沉弱，此又平时房劳之过也。治法宜以感冒一节放下，视其形色强弱厚薄，且与补中化食行滞，后凉胃火而以姜辣行之，中气稍回，伤气稍行，津液得和，通体得汗，外邪自解。若不审求，只管表散，又不推究兼见之邪脉，又不穷问所得之病因与性情，执着及巧施杂合治法，将见正气自虚，邪气自固，皆拙工之过也。

---

① 枳术汤：与枳术丸均由枳实和白术组成。然枳术汤枳实用量倍于白术，以消为主而主治气滞饮停之证；相反，枳术丸白术用量倍于枳实，以补为主而主治脾虚气滞、饮食停聚之证。
② 悬料：凭空臆测。
③ 淹延：拖延。指疾病缠绵。

药病须要适当 ①

假如病大而汤剂小，则邪气少屈而药力已乏，欲不复治，其可得乎？犹以一杯水救一车薪火，竟不得灭，是谓不及。若症小而汤剂大，则邪气已尽而药力有余，欲不伤正，其可得乎？犹火炽昆岗，玉石俱焚，是谓太过。三者之论，惟中而已，过与不及，皆为偏废，然而太过尤甚于不及。盖失于姑息，邪复胜正者，只是劳而无益，犹可勉而适中；或失苛暴，则正气被伤，因而羸瘠者有之，危殆者有之，此所谓尤甚也，可不戒哉！尝考仲景于承气条下则曰：若更衣，止后服。于桂枝方下则曰：微汗漐漐乃佳，不可令如水淋漓。其旨深矣！

试妊妇男女法

上圊 ② 时，夫从后急呼之，左回首是男，右回首是女。盖男受胎于左子宫，女受胎于右子宫。男胎在左则左重，故回首时慎护重处而就左也；女胎在右则右重，故回首时慎护重处而就右也。推之于脉，其义亦然。胎在左则气血护胎而盛于左，故脉亦从之，而左疾为男，左大为男也；胎在右则血气护胎而盛于右，故脉亦从之，而右疾为女，右大为女也。

经曰：阴搏阳别，谓之有子。言受胎处在脐腹之下，则血气护胎而盛于下，故阴之尺脉鼓搏有力，而与阳之寸脉殊别也。

---

① 药病须要适当：本篇系为已亡佚的李东垣《医学发明·禁服论》之节文。
② 圊（qīng 青）：厕所。

又如痈疽发上，则血气从上而寸脉盛；发下，则血气从下而尺脉盛；发左，则血气从左而左脉盛；发右，则血气从右而右脉盛也。

校注后记

朱丹溪嫡传弟子戴思恭，撰《推求师意》以总结和发挥丹溪学术，对丹溪学派的传承与发展功不可没。笔者有幸主持该书的校注整理，得以研读其宗谱、原著及有关文献，因叹服思恭显赫之家世和精彩之人生，浅识《推求师意》之写作年代、版本概况、主要内容、著述特点和学术特色。

一、作者生平

据《浦阳戴氏宗谱》（以下简称《宗谱》）记载：公讳思恭，字原礼，姓戴氏，号肃斋。思恭行显一，属戴氏第十八世马剑派。世居兴贤（现浙江省浦江县）之马剑（1967年以后归属现浙江省诸暨市管辖）九灵山下。生于元泰定元年甲子（1324），卒于明成祖永乐三年乙酉（1405），享年82岁。时任资善大夫礼部尚书郑沂为其作《明奉政大夫太医院使显一府君行状》（以下简称《行状》），文林郎监察御史曹昌和翰林编修王汝玉分别作《明奉政大夫太医院使戴显一府君墓志铭》（以下简称曹作《墓志铭》）和《太医院使浦江戴公思恭墓志铭》（以下简称王作《墓志铭》）。

据《行状》载：戴思恭"自幼庄重，不苟言笑，孝谨温良，出于天性，读书明大义，颖悟绝人。""其先，唐平南节度使银青光禄大夫太子检校尚书令讳昭，凡十五传，至公曾祖讳涛、祖讳暄、父讳垚，皆隐德弗耀，诗礼相传，为浦江望族。"宋廉《送戴原礼还浦阳序》（以下简称《还浦阳序》）称："原礼生儒家，习闻诗礼之训。"可见，思恭出身宦官望族、儒学名门，是一位天资聪慧超群、端庄温良兼备的戴氏后人。现浙江省诸暨市马剑镇马剑村立有戴氏宗祠，设戴思恭纪念馆。

戴思恭医事活动精彩，医德医风高尚，深受丹溪赏识和众人敬仰。

（一）穷究医学，旁通诸家，得丹溪之赏识

1342年起，戴思恭随父与姻亲赵良本、赵良仁一起拜于朱丹溪门下。据《行状》记载："时公才弱冠，从府君谒丹溪，即蒙期待甚至，医论竦动伦辈。于是公游丹溪门下二十余年，岁或十余往返，其于讲学切问，皆圣贤宏奥，医特一事耳。"曹作《墓志铭》曰："公初及门……丹溪每与语辄奇之，遂告以濂洛授受之旨，微辞奥义，靡所不究。既而取诸家医书读之，了然心目间，别是非得失，若指黑白。"纵览《推求师意》，其论述涉及《内经》及张仲景、巢元方、孙思邈、钱仲阳、初虞世、陈文中、陈无择、张子和、刘完素、李东垣、朱丹溪等众多医家之学术观点，足可见其对医学孜孜以求的精神。

习医之余，思恭感叹"医学以济夭阙，特格物一端耳。能穷理尽性，以致于命，于医乎何有"故在"暇日于星象、堪舆、风鉴之学，靡不旁推曲究"由此涉猎天文、风水、面相等边缘学科知识，既可加深对中医运气学说及丹溪等历代医家学术思想的理解，也可增强四诊合参的能力，从而为其临证实践奠定坚实的基础。

由于思恭"颖悟倍常"，并受儒学家风熏陶，加之对医学和相关学科穷究不舍的精神，使丹溪赏识之下倾囊相授并成为他的得意门生和传人。

（二）游学民间，传医论道，广丹溪之学术

1358年丹溪逝世，次年起戴思恭"游吴越间，乐其道者如王立方之徒，云会麋列，莫不俯首师事"，1366年起"以其学行于浙河之西，从之者日益多"，将其所学丹溪学术思想及历代医学理论广为传播，深受浙东、浙西习医者所仰慕和追从。

王作《墓志铭》称："盖公之学出于丹溪……余襄得其书读之，推天人交合之理，辨阴阳偏胜之气。其识卓以明，其说详以密。……公以所得于丹溪者触而通之，类而比之，研精殚思，明体适用。……公今已矣！后人能知丹溪之学者，皆公有以倡启也。"可见，戴思恭为丹溪学术的传承做出了不可磨灭的贡献。诚如宋濂于1369年所作《题朱彦修遗墨后》言："（丹溪）先生之弟子虽众，得其真切者唯仲积父子为优。仲积不幸早逝，原礼以其学行于浙河之西，从之者日益多。由是先生之道粘被滋广，而三尺之童亦知先生之贤，此非原礼之所致邪？"

（三）悬壶济世，名振朝野，受众人所景仰

丹溪仙逝后，戴思恭开始悬壶济世，医术与日俱进且疗效卓著。据宋濂《还浦阳序》记载："原礼自是识日广、学日笃，出而治疾，往往多奇验。"并列举从叔"阴盛格阳"案、诸暨方氏之妇"汗多亡阳"厥逆案、松江朱仲文"阳盛格阴"案、姑苏朱子明之妇"痰闭火郁"案、乐原忠妻亦苏人"心包积血"眩晕案、留守卫吏陆仲容之内子"气虚发热"案等疑难病诊治案例以资佐证。

1374年，"有知公者荐于朝"。戴思恭被招贤入京后，曾先后为燕王朱棣（1386）、晋王府亲王朱棡（1386）、懿文太子朱标（1392）诊疗；1392年冬"寻授太医院御医"；1398年夏，明太祖朱元璋卒，太孙建文帝朱允炆即位后"擢思恭为太医院院使"；同年，燕王因旧疾屡发，致书思恭为其用心调治；1399年，思恭"及任院使，订正古今方三百余"作为太医院用方。1404年，"三月致仕，驰驿而还"。

由于戴氏医术高明，救厄无数，所到之处无论朝野，备受众人景仰谢恩。有《行状》记载："舟行苏杭间，遇泊则馈赠者塞途，公则乘晨、夜分挟舟以遁乃已。……归休之日，在朝文武联镳喧轰；与夫乡旧之怀惠者负担携楦、水赴云会，争先阻道于都门之外。"接受过治疗的百姓夹道谢恩，同朝的文武百官喧闹挽留，受惠之同乡故旧纷纷设宴饯行，其感人场景犹在眼前。

（四）恩泽当代，德被后人，传万世之美名

1. 培养后人，举贤荐能：1386年思恭"选拔良子袁宝、王彬从学焉"，1403年两弟子双双升为太医院判；1398年，又荐蒋用文入太医院为御医。

2. 同行相携，互学共勉：戴思恭与其表弟楼英交往甚密，经常在一起探究医经奥旨，互学互勉。据楼英《仙岩漫录》记载：1344年，原礼奉父命赴萧山楼塔探视姑母疾病，"三阅月而三往返焉"，楼英"心甚德之"，原礼赞许其"敏而好学，后必有成"；1357年冬，原礼自嘉禾归，访楼英于萧山仙岩，互探《内经》奥义；1380年，楼英历时19载撰写的《医学纲目》成稿，原礼集唐诗为联"闭户著书多岁月（王维），挥毫落笔如云烟（杜甫）"以示褒扬。

3. 呵护同僚，解诸医厄：曹作《墓志铭》载："丙子，晋府亲王讣闻。高皇帝冯怒（盛怒），王国臣僚悉逮赴京。时公侍左右，从容进曰：'昔者臣尝受知于王，尝虑其膏肓之毒复作也，今果然。'高皇帝释然改容，诸臣咸得不坐。"关键时刻，思恭指出晋亲王病情之严重性，巧言解救了诸多同仁堪忧之性命。

4. 凡遇疾厄，有求必应：《行状》评价曰："公与人交，久而弥笃。年愈高而德愈劭，身益荣而心益卑。有求必应，无问贵贱遐迩，未尝以风雨少阻。或有不裕而修报者，必骏却之。……在京十余年，任虽医职，而侍顾问为多。阴德利泽，及人者广矣。"戴思恭行医60余年，秉承孙思邈"大医精诚"医训，年龄越大而品行越高尚，身份越高贵而性情越谦卑。凡遇疾厄，不论贵贱，风雨无阻，一心赴救。其美名为世代所传颂。

（五）尊师重道，训示后代，垂仁义之典范

1404年10月，戴思恭不慎坠楼受伤，次年四月仍奉召入京面圣并于十月再次请辞获准回乡。临终前，思恭践行了他最后的仁义之举。

1. 表感恩尊长之情义：《行状》记载："十月十八日归于家，乃以皇上宠眷赐归之意告诸乡里，以内帑市牲醴祭于家庙，召宗党长幼以享。"并向众人表白说："吾祖宗积德累世，而始振于吾，今老且死，无以报皇上恩德，我子孙一饭一食之间毋忘倾心于廷阙也。我久不上丹溪墓所，将治牲醴以修拜扫。并至邑中乡旧，一遍访焉，以终老耳。"行将终老前，戴思恭尚且心怀感恩，不忘祭拜祖宗恩师、访谢乡亲旧友，足见其仁义谦恭之品格。

2. 传积善守法之家训：1405年11月13日，思恭忽患左颔游风，断言："我舌燥流涎，殆死证也。"同月二十一日，召家之大小悉来前，语以死生之理，并嘱咐说："我诸孙若能积善守法，勿为妄悖，不负天子宠任之意，死为无憾矣。否则非吾子孙也！"言讫，乃端坐拱手，瞑目良久而逝。临终前对子孙后代的教诲，让我们看到了戴氏良好的家风；"语以生死之理""端坐拱手，瞑目良久而逝"等泰然自若的神情，则让我们看到了思恭视死如归的生死观。

3.垂仁义端庄之典范：翰林学士兼太常少卿高逊作《仁义赞》称："太医院使金华戴公，以硕学奇术早事孝陵，特受知遇，尝愿谓曰：'汝读书有仁义，在医流中非他臣比也。'公拜稽首不敢当，朝之公卿大夫咸闻知之。辽王殿下素善笔札，乃大书'仁义'二字以贻。公于是装潢成轴，昕夕瞻仰。"中书舍人朱逢吉作《肃斋跋》曰："金华戴先生原礼，为太医院使三年，韩王殿下嘉其硕德广学、寿考康宁，为当代医国第一士，因所居室颜曰'肃斋'，为手书其颜二大字以赐之。"圣上公开赞扬戴思恭善"读书"、怀"仁义"，为医界楷模，因此辽王手书"仁义"大字相赠。韩王则称赞他"硕德广学，寿考康宁，为当代医国第一士"而为其居室手书"肃斋"二字相送。俩亲王之举，旨在表彰思恭仁义端庄之德性并使之垂范后世。

二、书名及写作年代

根据《宗谱》及医史文献研究发现，有关《推求师意》之书名、写作年代和著述特点有许多值得探讨的疑点。

（一）书名本已有之而非汪机所题

关于《推求师意》书名的由来，在汪机所作序言中有"因题之曰《推求师意》"之说。因此，后世多谓该书名系由汪机所题。然考永乐乙酉年（1405）郑沂《行状》中写道："公著有《推求师意》《本草摘抄》传于世，尝编《丹溪医论》已镌梓。""沂忝亲旧，尝讲学于公者久矣，故知公为悉"由此可见，郑沂与思恭关系非同一般，其记载内容的真实性毋庸置疑。所以，《推求师意》之书名应该原本就有，而非汪机所补题。至于在戴思恭谢世129年后的明嘉靖甲午年（1534）新安医家汪机从歙县名家手中抄录本书并题名《推求师意》，实属巧合。

（二）著述年代起于1399年成于1403年

关于《推求师意》的写作年代说法不一。知网百科收录李经纬等主编的《中医名词术语精华辞典》和《中医大辞典》、赵法新等主编的《中医文献学辞典》、吴大真等主编的《中医辞海》、庄树藩等主编的《中华古文献大辞典》等均称：《推求师意》由明·戴思恭撰于1443年。笔者认为，1443年离戴思恭逝世已38年，以此作为《推求师意》的成书年代显然有误。对此，《戴原礼医论·戴原礼年谱》记载："明太祖洪武廿九年丙子（1396），原礼73岁，校补《金匮钩玄》，著《推求师意》""明成祖永乐元年癸未（1403），原礼83岁……《推求师意》二卷著成。"且永乐乙酉年（1405）郑沂所作《行状》也写道："公著有《推求师意》《本草摘抄》传于世，尝编《丹溪医论》已镌梓。"据此可以推断，《推求师意》的写作应始于1396年而成于1403年。

三、版本概况

浦江县中医院编撰的《戴原礼医论》记录《推求师意》版本时说："现从明嘉靖间晁瑮撰《晁氏宝文堂书目》卷中《类书类》可考的明代板刻情况中，得知有永乐刻、宣德间刻、景泰五年刻、成化刻、弘治刻等刻本。"然经查阅《晁氏宝文堂书目》（世纪出版集团上海古籍出版社，2005年11月第一版）卷中《类书类》并无此记录，此处存疑待考。

据《中国中医古籍总目》记载，《推求师意》现存版本有明嘉靖十三年甲午（1534）陈桷刻本、清嘉庆十二年丁卯（1807）刻本、清道光十四年甲午（1834）刻本、清石印本、汪石山医书本和四库全书本。下面对上海图书馆藏明嘉靖十三年甲午（1534）陈桷刻本（简称"嘉靖本"）和嘉庆十二年丁卯（1807）刻本（简称"嘉庆本"）之版本特点分述如下。

（一）嘉靖本

上海图书馆藏本为刻补版印本，分上下册，序前 1/2 页，汪机序 2/4 页，王讽序 2/4 页，正文卷上 21/42 页、卷下 31/59 页（第五、六页合为一页）。木刻，线装，书长 24.7cm、宽 17.1cm。版框框顶高度 19～19.5cm、广度 12.3～12.7cm，乌丝栏。卷下第二、二十九、三十页和五/六页与其余各页字体不同而无界栏，疑为后人分 2 次刻补。书体连贯，序前有楷体残页 1/2 页，内容不全；汪机序为行草体，每半页 7 行，每行 14 字；王讽序为宋体，每半页 9 行，每行 16 字；正文为楷体，每半页 11 行，每行 21～22 字。王讽序第二页下书口刻有"徐广刊"；正文卷上第一页下书口刻有"黄王岂刊"、第二页下书口有"王岂刊"、第三页有"王岂"字样，卷下补版第五/六页上书口刻有"推求"字样。除卷下第五/六页为双边外，其余均为单边。白口、白鱼尾。版心内容：汪机序刻有"推求师意序"及页码，王讽序刻有"序"及页码，正文补版第二、二十九、三十页刻有"下卷"及页码，其余各页均刻有"上"或"下"及页码。每卷首刻有"推求师意卷之上（下）""新安祁门朴里汪机（省之）编辑""同邑石墅门生陈桷（惟宜）校刊（正）"字样，上卷末刻有

"卷上终"、下卷末刻有"推求师意卷下终"字样。王讽序由徐广刻，正文原版由黄王豈刻，余不详。序前残页1页、卷上第十六后半页字迹漫漶，卷上第十七前半页和第十八后半页一角缺损。有"石山""省之""大忠""古槐春堂"钤印4方。无刊刻时间和地点、书耳、子目、题跋、眉批等。

（二）嘉庆本

考上海图书馆藏该本，全一册，卷上26/52页、卷下38/76页。嘉庆丁卯（1807）年木刻，线装，书长27cm、宽17.7cm。宋体，每半页9行，每行20字。书体连贯，文字清晰。版框框顶高度17.6～18.1cm、广度13.2～13.7cm，乌丝栏，单边，黑口，黑鱼尾，版心刻有书名、卷号及页码。上卷首刻有"推求师意卷上""明戴原礼撰"，卷末刻有"卷上终"字样，下卷始刻有"推求师意卷下""明戴原礼撰"、卷末刻有"推求师意卷下终"字样。有"金树楣""济川""山光潭景之间"钤印3方。无刊刻地点、书耳、子目、序跋、题跋、眉批等。

四、主要内容及著述特点

《推求师意》全书共57篇，载医案25则。其中论述内科病证有疟、消渴、咳嗽、健忘、痨瘵、咳血、肺痿、怖、痓、温病、手心热、发热、饮酒发热、梦遗、淋、小便不通、泄泻、伤食、腹痛、心下痞、内伤、中风、暑、疰夏、暑风、湿、郁病、火、溺血、痰饮等30篇，医案15则；外科病证有喉痛、瘘、膈噎、疮疡隐疹疥癣、酒糟鼻、肠痈、肩痛、脚气、大风、痛风、疝11篇，医案7则；妇科病证有恶阻病与胎化不成、产难2篇，医案3则；儿科病证有蛔虫、丹瘤、脱肛脱囊、木舌、解颅、夜啼、斑疹、惊、疳等9篇，论小儿脉法1篇；附录变蒸、许衡与李才卿等论梁宽甫病证书、杂合邪治法、药病须要适当、试妊妇男女法等医论5篇。

顾名思义，《推求师意》是对老师学术思想的推求与发挥。详阅全书文义，可以发现该书有以下四个著述特点：一，写作体裁随意，各病证表述格式和内容详略程度悬殊，内容编排自由，其形式更像是"读书"和"跟师"笔记；二，有不少章节直接分析朱丹溪《金匮钩玄》有关病证理法方药，是对《金匮钩玄》校补未尽之意的补充；三，大量征引《内经》、张仲景、钱乙、陈无择、张子和、刘完素、李东垣等众多医家医著的学术观点来分析理解朱丹溪的临证经验；四，记述作者自己的学术思想以作发挥。

（一）补《金匮钩玄》之意

从体例和内容看，戴思恭对《金匮钩玄》第一、第二卷绝大部分病证的理法方药进行了分析和补充，而有不少病证则是戴氏直叙己见。因此，窃以为《金匮钩玄》更像是戴氏师从朱丹溪的"跟师笔记"，乃戴氏将朱丹溪临床经验总结、分析和发挥后"编撰"而成，故"校补"之说值得商榷；相比较，《推求师意》则是对《金匮钩玄》"未尽之意"的进一步补充和发挥。下面列举其中7篇以证之。

1.《疟》篇：《推求师意》曰："然知母……草果……为君药。常山……为臣。甘草……乌梅……为佐。穿山甲……为使。"是对《金匮钩玄》所载"又方：草果，知母，槟榔，乌梅，常山，甘草（炙），穿山甲（炮）"的方义分析。

2.《温病》篇：《推求师意》所论："方中有治法者三：以人中黄……为主；苍术、香附……为臣；芩、连……人参……桔梗、防风……为佐；……大黄……滑石……为使。"是对《金匮钩玄》所载："有三法：宜补、宜降、宜散。又方：大黄，黄芩，黄连，人参，桔梗，防风，苍术，滑石，香附，人中黄"方义的解析。

3.《手心热》篇：《推求师意》中"原其方旨""故用此方"所说的"方"，便是《金匮钩玄》中所附方剂"栀子，香附，苍术，白术，川芎，半夏"。

4.《发热》篇：针对《金匮钩玄》仅言"阴虚发热，用四物汤加黄柏……"《推求师意》指出其对"阴血虚而热者，叙之太略"。

5.《小便不通》篇：《推求师意》该篇首："治以吐法何也？"是对《金匮钩玄》该篇所载治疗气虚、血虚、有痰所致小便不通用探吐法设问，然后对其机理进行了论述。

6.《湿》篇：《推求师意》详述天、地、饮食之湿致病特点及治疗方法后，在文末的一句"岂苍术一味尽可用哉！"系对《金匮钩玄》该条"《本草》苍术治湿，上下俱可"的置疑。

7.《郁病》篇：《推求师意》所述"六郁例药，诚得其要"是对《金匮钩玄》例举气、湿、痰、热、血、食六郁用药而言。而其中有关苍术、香附和抚芎性味升降性质的论述则是对《金匮钩玄》所载越鞠丸的解析。

可见，《推求师意》是以《金匮钩玄》为母本的著作，是对师说《金匮钩玄》未尽之意的补充，读者须互参学习方可理解文义。

（二）广征博引推师意

经统计，全书 57 篇中引用历代医家著作论述的频次降序为：

《内经》34篇、张仲景15篇、李东垣14篇、刘完素10篇、张子和7篇、陈无择5篇、钱仲阳4篇、巢元方与初虞世各2篇、孙思邈与陈文中各1篇。以下列举9篇作证。

1.《小便不通》篇：引述《内经》"三焦决渎"理论，说明肺、脾、肾三脏在水液运行与气化中的作用，提示可以因证运用宣肺气、行胃气、温肾阳等通利三焦方法以利小便。同时，以仲景"胃气行则小便宣通"和《内经》"脾病则九窍不通，小便不利"，推求丹溪先生"吾以吐法通小便，譬如滴水之器，开其上窍则下窍水自出焉！"即"提壶揭盖"之理论渊源。并附"寒湿束表"和"中气下陷"小便不通案以资佐证。

2.《泄泻》篇：先例举丹溪先生治疗泄泻四法，即：治阳气暴脱，顿泄昏迷之脾肾阳虚泄泻，先"急灸气海"后"饮人参膏十余斤"温补脾肾；治肾阴虚，禁固之权失司之肾阴虚泄泻，宜"峻补其肾"；治积痰在肺，大肠之气不固之积痰在肺泄泻，以化痰降肺使"大肠之虚自复"；治忧思太过，脾气下陷之忧思伤脾泄泻，拟开其郁结、补其脾胃，使谷气升举。后记述戴氏为推求先生经验，"退读《内经》三年"乃知丹溪辨治泄利症之要领在于掌握泄泻病机，即"凡内外之邪有伤生化之用，则阴阳失其居处之常，脏腑失其所司之政，以致肠胃传化之职不修"，足见思恭治学之功。

3.《内伤》篇：引诸医对病因的论述，李东垣谓喜怒、饮食、劳役伤脾胃，刘完素谓正气虚使五运六气致病，而丹溪提出喜怒、劳役、色欲之火煎熬肾阴是内伤致病之因，并引《内经》中《六微旨大论》"阴阳升降出入"理论，指出肾为五脏阴气之主，诸阴精血之病皆本于肾，而用仲景八味丸治疗。结尾一句"钱仲阳于肾有补无泻，正此意耳！二者皆从根本而治也"，则点明丹溪与仲阳皆补肾以治其本。

4.《中风》篇：首先介绍"中风论治，先生以《内经》正《局方》之非（多以治风之药通治诸痿），以湿热内伤补仲景之未备，独以河间、戴人、东垣能发明此三者"，并分别叙述三位医家对中风病因病机的认识，即刘完素谓饮食居处、情志不调以致阴虚阳亢而热气怫郁；张子和谓心火亢盛，克金太过，金不制木，肝风内动；李东垣谓年老气衰或七情伤气以致气虚痰热。至于治法，"刘、张二氏犹用风药，佐辅泻火之剂，以开郁结，散其风热，今丹溪全然不用"而提出"和脏腑，通经络"。然后，戴氏以五行生克乘侮理论推求朱丹溪从痿论治中风的意图：治疗不用发表伤卫之剂，而用泻心火、补肾阴之法以散肝木之风、解郁结之热，同时借李东垣益气除痰、清热燥湿之法，临证制方、随症加减。接着，戴氏又从胃气旺则气血二海充盈，气血充则脏腑、经脉、四肢百骸、九窍得以滋养的角度，来解析丹溪治中风瘫痪缓弱之原理。并在结尾训诫读者：中风忌用辛温，以免助火散气。

5.《暑》篇：先说《金匮要略》称"暑"为"中暍"，后介绍李东垣分暑病有二：或避暑深堂大厦，静而得之，名中暑；若行人、农夫于日中劳役，动而得之，名中热。中暑属阴症，用大顺散治疗；中热属阳症，用苍术白虎汤论治。并以《内经》暑伤气阴以致痿厥的病机和"治以辛寒，以甘泻之"的治则为指导，提出用黄芪人参汤，或清暑益气汤，或人参白虎汤清暑益气养阴的方法，同时提出治暑热是否用石膏须"知常达变"，即：中暑，脾胃虚损者忌用石膏；中热，虽元气虚甚亦可用石膏，但须佐以参、芪。下文《暑风》篇，补充推求丹溪中暑夹痰治法，即：治以涌吐，使火得汗解、风得汗散、痰得涌出；若无所夹，则汗解即可。

6.《注夏》篇：先提出丹溪对疰夏病因的认识是："阳有余阴不足，若恣欲泄精无度，至夏必阳气轻浮"，后引述：仲景谓之劳，春夏剧、秋冬瘥；东垣谓之脾胃阳气虚，治重益胃气；丹溪谓之脾肾精血虚，重在补脾肾阴精。最后指出，用药应以质重味厚补益脾胃之药为主，方能固其阳根而敛轻浮之气。

7.《溺血》篇：先设问：溺血为热客下焦，《本草》何乃用菟丝子、肉苁蓉、续断、鹿角辈温补壮阳为主？后援引《内经》"邪之所凑，其气必虚"、东垣"火与元气不两立，一胜则一负"理论，做出结论：壮火食气；热客下焦，火郁不行，肾气因热而耗，当扶脏真之肾气以泻壮火。

8.《痰饮》篇：关于病名，《内经》有"饮"无"痰"；仲景分"四饮"，始有"痰饮"并称；刘完素"痰涎"并称；初虞世称其为"涎"，张子和提出"留饮"。关于"痰饮"分类，张仲景分四种：一曰痰饮，二曰悬饮，三曰溢饮，四曰支饮；张子和谓"痰有五：曰风痰，曰热，曰湿，曰酒，曰食"。关于病因病机，刘河间谓"水衰热甚，津液涌溢"；初虞世谓"湿气自甚"或"外感风寒，寒化为热，热则生痰"；张子和则提出：肝气乘脾、水湿困脾、思虑伤脾，脾失布散运化；饮酒过度湿热伤肺，肺失宣发肃降；盛夏饮冷过度伤肾，肾失输布排泄；而丹溪先生则"遵张、刘之说，谓痰饮之初起也，或饮食不谨，或外伤六淫，或内感七情，或食味过厚，皆致谷气不升资发，荣卫先郁滞而成膈热，故津液不行，易于攒聚，因气成积，积气成痰"，认为痰饮既是病理产物，亦为致病因素，可导致呕吐、反胃、喘满、咳逆、膈噎、吞酸、嘈杂、膨胀、痞、痛、泄利、不食、头痛、眩晕、足肿、癫疝、寒热、胕肿、肢节痛、狂、癫、昏仆不语等诸多病证。关于治法，丹溪"独称长沙治四饮之法，可表者汗之，可下者利之，滞者导之，郁者扬之，热者寒之，寒者温之，塞者通之，虚者补而养之，深得《内经》各随攸利所治之意"，通篇所论，是对前人辨证论治"痰饮"的全面总结，对后世颇有指导意义。

9.《杂合邪治法》篇：例举肝郁肾虚之人外感夹食积，治疗应视其体质强弱，先补中气消食助运，后清肝胃火，使气行汗出而表邪自解，以推求理解朱师"杂合邪者，当以杂合法治之"之意，指出"若不审求，只管表散，又不推究兼见之邪脉，又不穷问所得之病因与性情，执着及巧施杂合治法，将见正气自虚，邪气自固，皆拙工之过也"。其论述精到，寓意深刻。

据此可以推断，本书为戴思恭引经据典对朱师临证经验的理解与分析之作。有鉴于此，《推求师意》又可谓是戴氏的"跟师与读书笔记"。

五、学术思想及其渊源

细细品阅《推求师意》不少章节，可以发现戴思恭在引用前人理论和丹溪学术思想的同时提出了自己的观点，现择要评述如下。

（一）治痨瘵，当以甘寒济之、甘温补之

关于痨瘵病因，戴氏提出："夫痨瘵，未有形不瘠、肉不消也，皆由精血不胜气之热火。"并以《素问·阴阳应象大论》"形不足者，温之以气；精不足者，补之以味"，《格致余论·阳有余

阴不足论》"气常有余，血常不足"，《金匮钩玄·火》"凡气有余便是火"等理论为指导，认为：对真阴不足、阳气偏盛者，当"用寒凉以和之，益水以济之"之甘寒益阴法；对阳气不足、形寒肢冷者，则用"形不足须温之以气"的甘温补益法。并提醒医者："温"乃"温存"，而非温热；若精血禀赋不足，君相二火相扇，则无药可救！

（二）凡痹皆作痛，唯因性质不同、阴阳有别、兼证各异，则须治法各从其气、用药适当其所

以《内经》"风寒湿三气杂至合而为痹"为理论基础，《痛风》篇指出：风寒湿痹三者皆能作痛，寒胜者痛甚如掣，湿胜者痛著如肿，风胜者其痛行动无常处，悉因凝滞之痹与流行荣卫真气相击搏，则作痛痹；随其痹所在，阳多阴少则为痹热，阴多阳少则为痹寒；可兼有骨重、筋挛不伸、肌肉不仁等症状。因"在外有皮肉脉筋骨之异，由病有不同之邪"，故治疗上"如邪是六淫者，便须治邪；是人气者，便须补泻其气；病在六经四属者，各从其气。故制方须宜分别药之轻重缓急，适当其所，庶得经意"。

（三）以仲景"五脏元真"气之升降出入理论为依据，提出治疗"内伤"原则

《内伤》篇先介绍李东垣、刘完素、朱丹溪等先贤关于"内伤"致病病因和仲景八味丸补肾以治其本理论，并在推论仲景"在肝则温化，其气升；在心则热化，其气浮；在脾则冲和之化，其气备；在肺则凉化，其气降；在肾则寒化，其气藏"，这一"五脏元真"气之升降出入理论的基础上，提出了有关"内伤"治疗原则，即"各从其本脏之元真而论治。元气所化者不足，则

从其所化补之；元真所化者太过，则反其所化泻之"。

（四）郁病多在中焦，治分表里四气

根据《内经》和东垣《脾胃论》，《郁病》篇指出"凡有六淫、七情、劳役妄动""过于中者，其中气则常先四脏，一有不平，则中气不得其和而先郁。更因饮食失节，停积痰饮，寒湿不通，而脾胃自受者，所以中焦致郁多也"，提出治郁分表里四气（风寒热湿）之法：在表者汗之，在里者下之，兼风者散之，兼热者分微甚而用寒和或泻阳养阴，兼湿者分寒热而用苦燥或寒调。

（五）火有虚实，治宗诸贤

《火》篇提出"脏气有实有虚"，其治疗原则，热病伤阴，宗河间泻热救水；气虚发热或虚阳浮越，宗东垣补土泻火或引火归原；热入阴分，宗仲景泻下里热；阴虚内热，宗丹溪养阴清热。并据正邪虚实之多少提出灵活应变之机宜，即：邪实正盛，直折其热；正虚邪实，先补虚后泻火。正邪相持不下，火郁不行，则扶正气以泻火；正邪各半，则泻火以护气阴。

（六）痰饮起于脾胃六经，聚于经脉为病

《痰饮》篇曰："窃谓痰饮之先，有生于脾胃，有生于六经，所起不同，若论感邪与为病之形症则一也。至于治之，必先从其邪之所起，而后及于病之所止。"根据《内经》"水液化生运行"和"五脏化生五气"理论，认为"经脉之津液与血者，皆四布水精之所化""苟不善于化，则水积不行""其水盛与血杂混，而不滋荣气之运，或不化液而不从卫气之用，聚于经脉以为病，冷则清如其饮，热则浊如其痰，设值风火之迫，则涌溢而起，无处不到，痰饮为病莫大于此。"

（七）用药过与不及皆为偏废，然而太过尤甚于不及

《药病须要适当》篇，以仲景承气汤条下"若更衣，止后服"、桂枝方下"微汗絷絷乃佳，不可令如水淋漓"为鉴，认为症重药轻，"犹以一杯水救一车薪火，竟不得灭"，病必不愈；症轻药重，"犹火炽崐岗，玉石俱焚"，必伤正气。然太过尤甚于不及，用药当中病即止。其严谨用药、尤重正气的思想堪为后人遵循。

纵览《推求师意》的学术思想，主要渊源于《内经》及张仲景、钱乙、陈无择及"金元四大家"张子和、刘完素、李东垣，尤其是朱丹溪的医学理论，形成了比较全面、具有特色的常见病和疑难病的辨证论治理论体系。

六、结语

综上所述，戴思恭出生儒门旺族，天资聪颖超群，医事人生精彩。他穷究医理，旁通诸学，术验俱丰；传道解厄，名振朝野，受人景仰；德医双馨，仁义端庄，尊师重道，恩泽当代，德被后人，堪为典范。

《推求师意》始作于1396年而成书于1403年，刊行版本众多；以《金匮钩玄》为母本，系戴思恭对师说《金匮钩玄》的补充和发挥；其内容涵盖临床各科病证的辨证论治和医案医论，叙述详略有别；全书以"跟师"和"读书"笔记形式表述，著作方式独特；广征博引历代医家学术理论来分析讨论常见病证的理法方药、推究丹溪学术经验，理论内涵宏富；同时阐述作者读书及临证体会，补充完善辨证论治理论，学术特色明显。是研究丹溪学术传承和丹溪学派形成的重要文献之一。诚如王讽所作《序》言："奚其医丹溪，授千古医学之心法，弗能巧人也。原礼乃能

冥会其意，而推阐其所未尽……理邃以玄，论微而著。微原礼，吾弗知其有也。"可见，戴思恭《推求师意》对丹溪学术的传承发挥了重要作用，为丹溪学派的形成奠定了坚实基础。至于明嘉靖前有五种版本之说，有待同仁考证；其与母本《金匮钩玄》的合参研究，尚需进一步深入开展。

参考文献

［1］建溪戴氏祠堂.浦阳戴氏宗谱.民国丁亥年重修本.
［2］浦江县中医院.戴原礼医论.上海：上海科学技术出版社，1991.
［3］田思胜，高巧林，刘建青，等.朱丹溪医学全书.2版.北京：中国中医药出版社，2015.

《浙派中医丛书》总书目

原著系列

格致余论 　　　　　　　　　　重订通俗伤寒论
局方发挥 　　　　　　　　　　规定药品考正·经验随录方
本草衍义补遗 　　　　　　　　增订伪药条辨
金匮钩玄 　　　　　　　　　　三因极一病证方论
推求师意 　　　　　　　　　　察病指南
金匮方论衍义 　　　　　　　　读素问钞
温热经纬 　　　　　　　　　　诊家枢要
随息居重订霍乱论 　　　　　　本草纲目拾遗
王氏医案·王氏医案续编·王氏医案三编 　　针灸资生经
随息居饮食谱 　　　　　　　　针灸聚英
时病论 　　　　　　　　　　　针灸大成
医家四要 　　　　　　　　　　灸法秘传
伤寒来苏全集 　　　　　　　　宁坤秘笈
侣山堂类辨 　　　　　　　　　宋氏女科撮要
伤寒论集注 　　　　　　　　　宋氏女科·产后编
本草乘雅半偈 　　　　　　　　树蕙编
本草崇原 　　　　　　　　　　医级
医学真传 　　　　　　　　　　医林新论·恭寿堂诊集
医贯 　　　　　　　　　　　　医林口谱六治秘书
邯郸遗稿 　　　　　　　　　　医灯续焰

专题系列

丹溪学派 　　　　　　　　　　伤寒学派
温病学派 　　　　　　　　　　针灸学派
钱塘医派 　　　　　　　　　　乌镇医派
温补学派 　　　　　　　　　　宁波宋氏妇科
绍派伤寒 　　　　　　　　　　姚梦兰中医内科
永嘉医派 　　　　　　　　　　曲溪湾潘氏中医外科
医经学派 　　　　　　　　　　乐清瞿氏眼科
本草学派

品牌系列

杨继洲针灸 　　　　　　　　　新浙八味
胡庆余堂 　　　　　　　　　　楼英中医药文化
方回春堂 　　　　　　　　　　朱丹溪中医药文化
浙八味 　　　　　　　　　　　桐君传统中药文化